C. Möllmann und F.J. Kretz

Notfallversorgung
im Neugeborenen-
und Kindesalter

*Für Marno,
Felix und Jana*

*Für Birgit,
Katharina,
Eva-Maria,
Ulrike,
Pia*

C. Möllmann und F.J. Kretz

Notfallversorgung im Neugeborenen- und Kindesalter

6. überarb. Auflage
unter Mitarbeit von U. Mehlig, C. Eberius und F. Fernandez

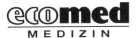

MEDIZIN

Bibliografische Informationen der Deutschen Nationalbibliothek

Die Deutsche Nationalbibliothek verzeichnet diese Publikation in der Deutschen Nationalbibliografie; detaillierte bibliografische Daten sind im Internet über <http://www.dnb.de> abrufbar.

Bei der Herstellung des Werkes haben wir uns zukunftsbewusst für umweltverträgliche und wiederverwertbare Materialien entschieden.

ISBN 978-3-609-16505-9

Cornelia Möllmann · Franz-Josef Kretz
Notfallversorgung im Neugeborenen- und Kindesalter

Umschlagbild: Ulrike Kretz, 12 Jahre

E-Mail: kundenservice@ecomed-storck.de
Telefon: +49 89/2183-7922
Telefax: +49 89/2183-7620

6. überarb. Auflage
© 2017 ecomed MEDIZIN, ecomed-Storck GmbH, Landsberg am Lech

www-ecomed-storck.de

Dieses Werk, einschließlich aller seiner Teile, ist urheberrechtlich geschützt. Jede Verwertung außerhalb der engen Grenzen des Urheberrechtsgesetzes ist ohne Zustimmung des Verlages unzulässig und strafbar. Dies gilt insbesondere für Vervielfältigungen, Übersetzungen, Mikroverfilmungen und die Einspeicherung und Verarbeitung in elektronischen Systemen.

Satz: Fotosatz H. Buck, 84036 Hachelstuhl
Druck: Westermann Druck Zwickau GmbH

Inhalt

1	**Neugeborenenversorgung**	11
1.1	Physiologische Besonderheiten und Erkrankungen des Neugeborenen	11
1.1.1	Respiratorische Besonderheiten	11
1.1.2	Hämodynamische Besonderheiten	15
1.1.3	Temperaturregulation	17
1.1.4	Blutzuckerregulation	17
1.2	Kongenitale Fehlbildungen	19
1.2.1	Versorgung postpartal	20
1.3	Beurteilung und Versorgung des Neugeborenen	21
1.3.1	Basismaßnahmen	22
1.4	Anpassungsstörungen und Neugeborenenreanimation	23
1.4.1	Beatmung	23
1.4.2	Herz-Druckmassage	29
1.4.3	Medikamente	30
1.4.4	Flüssigkeitsgabe	31
2	**Reanimation des Säuglings, Klein- und Schulkindes**	32
2.1	Reanimation des Säuglings	32
2.2	Reanimation des Klein- und Schulkindes	34
2.3	Sauerstoff	36
3	**Zugangswege zum Kreislaufsystem**	37
3.1	Atemwege	39
4	**Medikamentöse Reanimation**	41
4.1	Volumenersatz	41
4.2	Adrenalin	41
4.3	Adenosin	42
4.4	Atropin	42
4.5	Amiodaron (Cordarex®)	43
4.6	Lidocain	43
4.7	Vasopressin (Pitressin®)	44
4.8	Natriumbicarbonat	44
4.9	Naloxon	45
4.10	Calcium	45
4.11	Magnesium	45

5 Defibrillation ... 46

6 Reanimation und Maßnahmen danach ... 48
6.1 Notruf – wann? ... 48
6.2 Hypothermie nach Reanimation ... 48

7 Kardiozirkulatorische Notfälle und Rhythmusstörungen im Kindesalter ... 49
7.1 Neugeborenes ... 49
7.1.1 Symptome ... 49
7.1.2 Therapie ... 50
7.2 Rhythmusstörungen ... 51
7.2.1 Bradyarrhythmien ... 52
7.2.2 Tachyarrhythmien ... 54

8 Respiratorische Notfälle ... 58
8.1 Fremdkörperaspiration ... 58
8.1.1 Symptome ... 59
8.1.2 Diagnose ... 59
8.1.3 Therapie ... 60
8.1.4 Narkose bei Fremdkörperaspiration ... 62
8.2 Epiglottitis und Laryngotracheitis (Krupp-Syndrom) ... 63
8.2.1 Epiglottitis ... 63
8.2.2 Stenosierende Laryngotracheitis (Krupp-Syndrom) ... 65

9 Asthma bronchiale ... 67
9.1 Symptome und Diagnostik des Asthma bronchiale ... 67
9.1.2 Generelle Therapie ... 67
9.2 Status asthmatikus ... 68
9.2.1 Kurze Übersicht über die Dosierungen beim Kind ... 69
9.2.2 Intubation beim Status asthmatikus ... 70

10 Allergische Reaktion – Anaphylaxie ... 71
10.1 Symptome der allergischen Reaktion ... 71
10.2 Therapie der allergischen Reaktion ... 71

11 Dehydratation im Säuglings- und Kindesalter ... 73
11.1 Isotone Dehydratation ... 76
11.2 Hypertone Dehydratation ... 76
11.3 Hypotone Dehydratation ... 77

Inhalt

12	**Neurologische Notfälle**	79
12.1	Fieberkrampf	79
12.1.1	Diagnose	80
12.1.2	Therapie	80
12.2	Zerebraler Krampfanfall und Status epileptikus	81
12.2.1	Diagnose	81
12.2.2	Therapie	82
13	**Intoxikationen**	84
13.1	Primäre Giftelimination	85
13.1.1	Aktivkohle	86
13.1.2	Induziertes Erbrechen	87
13.1.3	Magenspülung und Medikamente	87
13.1.4	Laxantien	88
13.2	Sekundäre Giftelimination	88
13.2.1	Hämofiltration/Dialyse	88
13.2.2	Antidottherapie	89
13.3	Gift- und Gefahrstoffe	89
13.4	Vergiftungszentralen	94
14	**SEPSIS**	95
15	**SIDS (Sudden Infant Death Syndrome) oder ALTE (Apparently Life Threatening Event) bzw. BRUE (Brief Resolved Unexplained Events)**	99
16	**Thermische Verletzungen**	105
16.1	Einleitung	105
16.2	Ausdehnung der Verbrennungsfläche	106
16.3	Verbrennungstiefe: Grad I – IV	106
16.4	Notfallversorgung am Unfallort	108
16.5	Erstversorgung in der Klinik	111
16.5.1	Intensivmedizinische Erstversorgung	111
16.5.2	Chirurgische Erstversorgung	112
17	**Das polytraumatisierte Kind**	114
17.1	Physiologische Besonderheiten bei Kindern	114
17.2	Behandlungsphasen	116
17.3	Mortalität und Morbidität	117
17.4	Schädel-Hirn-Trauma	120

17.5	Wirbelsäulentrauma	121
17.6	Beckenfrakturen	123
17.7	Extremitätenverletzungen	125
17.8	Thoraxtrauma	128
17.9	Stumpfes Abdominaltrauma	129
18	**Schmerztherapie in der Pädiatrie**	**131**
19	**Medikamentendosierungen im Kindesalter**	**137**
20	**Tipps und Tricks**	**148**
20.1	Vitalparameter nach Alter	148
20.2	Ungefähres Körpergewicht nach Alter	148
20.3	Richtgrößen für endotracheale Tuben	149
20.4	Tubuslage	150
20.5	Volumenmanagement	150
20.5.1	Basisflüssigkeitsbedarf in Abhängigkeit vom Alter	150
20.5.2	Flüssigkeitsbedarf bei Dehydratation	151
20.6	Normwerte Liquor	151
20.7	Cardiopulmonale Reanimation – Übersicht	152
20.8	Pediatric Trauma Score nach Tepas	152
20.9	Glasgow Coma Scale für Kinder	153
20.10	Thoraxdrainagen: Größen nach Körpergewicht	154
20.11	Sepsis (Sofa-Score)	154
21	**Notfallalgorithmen**	**155**
21.1	Basismaßnahmen Kinderreanimation (ERC 2015)	155
21.2	Erweiterte Maßnahmen Kinderreanimation (ERC 2015)	156
21.3	Fremdkörperaspiration (ERC 2015)	157
21.4	Patient mit Asthmaanfall	158
21.5	Medikamentengabe bei zerebralem Krampfanfall und Status epilepticus	160
21.6	Bradykardie mit tastbarem Puls, aber schlechter Perfusion	162
21.7	Ventrikuläre Tachykardie	163
21.8	Therapieablauf bei Supraventrikulärer Tachykardie (SVT)	164
21.9	Tachykardie mit tastbarem Puls, aber schlechter Perfusion	165
21.10	Algorithmus der Neugeborenenreanimation	166

22	**Toxikologie in der Pädiatrie**	168
22.1	Klinisch wichtige Antidote/s	168
22.2	Toxikologische Tabellen	169
23	**Literatur**	173
24	**Autorenverzeichnis**	178
Stichwortverzeichnis		180

1 Neugeborenenversorgung

Die Geburt ist nicht nur ein freudiges Ereignis, sondern auch für das Neugeborene eine Phase gewaltiger Umstellungen, wie sie in keiner weiteren Lebensphase des Menschen auftreten. Es ist gut, dass die Natur vorgesorgt hat und dass dieser Übergang ins postnatale Leben in den meisten Fällen problemlos ist. Dennoch kann es von leichten Adaptionsstörungen bis zur Reanimationssituation Komplikationen unterschiedlicher Ausprägung geben, auf die Hebammen und Geburtshelfer vorbereitet sein müssen. Die Zahl der Neugeborenen, die Hilfestellung im Sinne lebenserhaltender Maßnahmen nach der Geburt brauchen, wird mit 10 % angegeben [2, 3]. So wichtig es ist, Eltern und Kind nach der Geburt nicht zu trennen, so wichtig ist auch in der postpartalen Versorgung der Mutter das Kind nicht aus den Augen zu verlieren. Es kommt immer wieder bis zu 30 Minuten postpartal zu Reanimationssituationen, die schwerwiegende neurologische Folgen für das Kind haben.

Für unbeeinträchtigte gesunde Neugeborene wird nach den neuesten Leitlinien (European Resuscitation Council, ERC 2015) ein verzögertes Abnabeln (> 1 Minute postpartal) empfohlen. Somit kann der Eisenstatus des Neugeborenen verbessert und die Trimenonanämie (3. Lebensmonat) vermindert werden. Dieses Vorgehen sollte auch bei stabilen Frühgeborenen durchgeführt werden.

Auf die Probleme des Neonaten soll im folgenden Kapitel speziell eingegangen werden.

1.1 Physiologische Besonderheiten und Erkrankungen des Neugeborenen

1.1.1 Respiratorische Besonderheiten

Anatomisch fällt beim Neugeborenen der im Vergleich zum Erwachsenen höher stehende Kehlkopf (s. Abb. 1) auf. Die engste Stelle befindet sich nicht wie beim Erwachsenen im Bereich der Glottis, sondern auf Höhe des Ringknorpels. Die Atmung des Neonaten erfolgt fast ausschließlich mit Hilfe des Zwerchfells [5].

1 Neugeborenenversorgung

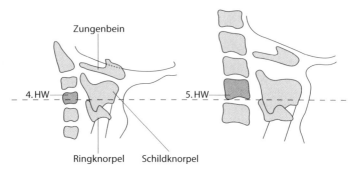

Abb. 1: Kehlkopfanatomie Neugeborenes – Erwachsener

Nur geringe Unterschiede zum Erwachsenen zeigen Atemzugvolumen (6 ml/kg), spezifische Compliance (0,07 ml/cm H_2O/kgKG) und der relative Totraum (2,2 ml/kgKG). Der große Unterschied zum Erwachsenen liegt in der Tatsache, dass Neugeborene reine Nasenatmer sind und eine hohe Atemfrequenz aufweisen. Die im Vergleich zur alveolären Ventilation niedrige funktionelle Residualkapazität erklärt die bei Verlegung der Atemwege rasch auftretende Zyanose.

1.1.1.1 Atmung und Atemstörung

Ein spontan atmendes vitales Neugeborenes sollte **nicht ohne Indikation (Atemwegsverlegung) abgesaugt** werden, auch nicht bei Vorliegen von grünem Fruchtwasser (pränataler Mekoniumabgang, siehe auch 1.1.1.2).

Das Absaugen ist für das Kind unangenehm und kann sowohl zu Schleimhautläsionen als auch zu reflektorischen Bradykardien und Apnoen führen.

Eine supplementäre Sauerstoffgabe sollte primär nicht erfolgen und wenn, dann nur unter pulsoxymetrischer Kontrolle. Die akzeptable präduktale arterielle Sauerstoffsättigung (S_aO_2)-Werte sind im Merkekasten (S. 13) angegeben. Bei den meisten Neugeborenen liegt die präduktale S_aO_2 nach 10 min bereits > 95 %.

> **Merke! Akzeptable präduktale arterielle Sauerstoffsättigungen (S_aO_2) nach der Geburt**
> 2 Minuten postpartal: 60 %
> 5 Minuten postpartal: 85 %
> 10 Minuten postpartal: 90 %

Ein **postpartales** Absaugen sollte, wie bereits erwähnt, **nur bei Verdacht auf eine Atemwegsobstruktion** erfolgen. Dabei sollte zuerst der Mund und dann die Nase abgesaugt werden. Dadurch lassen sich Fehlbildungen wie z.B. die Choanalatresie diagnostizieren.

Die Dyspnoe des Neugeborenen kann sich zunächst nur durch diskretes Nasenflügeln und Stöhnen zeigen, bei weiterer Verschlechterung kommt es zu thorakalen Einziehungen und zunehmendem Sauerstoffbedarf.

> **Merke:** Die Dyspnoe des Neugeborenen kann auf eine respiratorische Anpassungsstörung („Wet lung"), eine Neugeboreneninfektion, eine Fehlbildung der Atemwege oder des Magen-Darmtraktes (Choanalatresie, Ösophagusatresie, Zwerchfellhernie; s. Kongenitale Fehlbildungen, S. 19) oder ein Vitium cordis hinweisen.

1.1.1.2 Mekoniumaspiration

Bei 10 % aller reifen Neugeborenen wird mekoniumhaltiges (grünlich gefärbtes) Fruchtwasser beobachtet. Adaptiert sich das Neugeborene nach Geburt rasch und unproblematisch, so sind keine weiteren Maßnahmen erforderlich. Wird ärztliche Hilfe nötig, so weisen eine grünlich gefärbte Nabelschnur, bräunlich-grüne Haut und Fingernägel auf grünes Fruchtwasser hin. Eine große Studie (52) konnte auch bei grünem Fruchtwasser weder einen Vorteil für die Anpassung des Neugeborenen noch für die Mortalität zeigen, wenn es nach Durchtritt des Kopfes vor dem ersten Schrei abgesaugt wurde.

Zeigt sich das Neugeborene postpartal apnoisch, so sollte der Oropharynx rasch inspiziert und mögliche Atemwegsverlegungen mit einem ausreichend großen Absaugkatheter (mindestens 12–14 CH) entfernt werden. Die Intubation und das endotracheale Absaugen sollten nur in Ausnahmefällen und durch einen in der Intubation erfahrenen Arzt erfolgen, und dann auch nur rasch. Keinesfalls sollte die Maskenbeatmung beim depremierten Neugeborenen durch endotracheale Absaugversuche verzögert werden. Dies vor allem bei Patienten, bei denen nicht nur eine Atemstörung, sondern auch eine Bradykardie < 100/min vorliegt. Meist reichen 5 Blähhübe aus, um sowohl die Apnoe als auch die daraus entstandene Bradykardie zu beheben.

Im schlimmsten Fall kann es nach einer Aspiration von dick grünem Fruchtwasser zu schweren Atemstörungen mit Tachydyspnoe (s. auch PFC-Syndrom, S. 16) mit Schnappatmung, Bradykardie und Hypoxie und Beatmungspflichtigkeit bei Pneumonitis kommen ([35], Abb. 2).

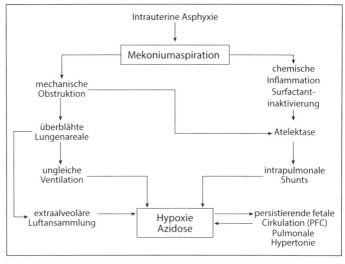

Abb. 2: Pathophysiologie der Mekoniumaspiration

Bei unproblematischer postpartaler Anpassung sollte in den ersten Lebenstagen lediglich auf klinische Infektionszeichen geachtet werden (Überwachung von Temperatur, Atmung und Herzfrequenz).

1.1.2 Hämodynamische Besonderheiten

Präpartal liegt ein hoher pulmonaler Gefäßwiderstand vor, so dass 93–95 % des Blutvolumens des großen Kreislaufs über einen Rechts-Links-Shunt (Ductus arteriosus Botalli, Foramen ovale und intrapulmonale Shunts) fließen. Durch die Füllung der Alveolen mit Luft nach der Geburt kommt es zu einem Anstieg des p_aO_2 und einem Abfall des p_aCO_2; in der Folge sinkt der Lungengefäßwiderstand. Nach Wegfall des Plazentakreislaufes steigt der systemische Widerstand an. Die Folge ist eine Shuntumkehr im Ductus arteriosus Botalli; innerhalb von 10–15 min postpartal verschließt sich der Ductus arteriosus Botalli funktionell, ein permanenter Verschluss wird durch Fibrosierung zwei bis vier Wochen nach Geburt erreicht. Durch den ansteigenden Druck im linken Vorhof bei ansteigendem pulmonal-venösem Rückstrom und gleichzeitiger Abnahme des rechtsatrialen Drucks ergibt sich ein funktioneller Verschluss des Foramen ovale ([6], Abb. 3).

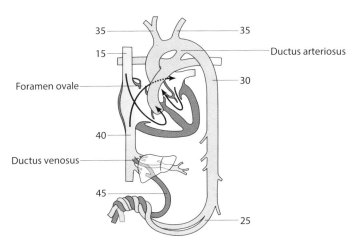

Abb. 3: Fetaler Kreislauf. Nach [35]: Die Angaben entsprechen den fetalen Sauerstoffpartialdrücken (mmHg) in den jeweiligen Gefäßen

1 Neugeborenenversorgung

1.1.2.1 Persistierende Fetale Circulation (PFC-Syndrom)

Das Bild einer Persistierenden Fetalen Circulation (PFC) – auch Persistierende Pulmonale Hypertonie des Neugeborenen (PPHN) genannt – liegt dann vor, wenn der pulmonale Widerstand nicht abfällt und sich die pränatal bestehenden Verbindungen (Ductus arteriosus Botalli, Foramen ovale) nicht schließen. Neben der primären oder idiopathischen PPHN gibt es verschiedene Auslösefaktoren, die eine sekundäre PPHN (PFC-Syndrom) begünstigen (Abb. 4): Infektion, Hypoxie, Hyperkapnie, Hypothermie, Hypoglykämie, Schmerzen, Sympathomimetika, Mekoniumaspiration:

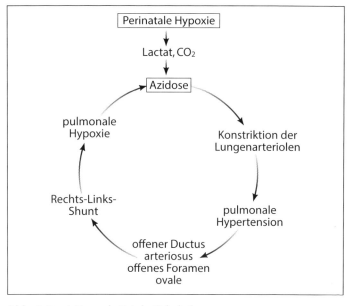

Abb. 4: Persistierende Fetale Cirkulation

Merke: Hypothermie und respiratorische Dysfunktion peri- oder postnatal (z.B. bei Mekoniumaspiration) können zur Ausbildung eines PFC-Syndroms führen [35].

1.1.2.2 Persistierender Ductus arteriosus Botalli (PDA)

Bei Frühgeborenen (definitionsgemäß < 37 ± 0 SSW) kann sich das Bild eines persistierenden Ductus arteriosus Botalli (PDA) ausbilden. Die Muskulatur des Ductus ist umso unreifer, je unreifer das Frühgeborene ist. Im Rahmen des sinkenden pulmonalen Gefäßwiderstandes am 3.–6. Lebenstag kann es zur Entwicklung eines Links-Rechts-Shuntes kommen mit der Gefahr der Minderperfusion der zerebralen und abdominellen Gefäße sowie gleichzeitig der Gefahr der Lungenüberflutung. Klinische Zeichen sind vor allem erneut erhöhter Sauerstoffbedarf bzw. Beatmungspflichtigkeit, vermehrt Apnoen, ein neu auftretendes Herzgeräusch, beginnende Herzinsuffizienz, Oligurie, hohe Blutdruckamplituden (diastolischer Blutdruckwert > 50 % niedriger als der systolische Blutdruckwert).

Die Diagnosestellung erfolgt mittels Echokardiographie und dient gleichzeitig dem Ausschluss eines Vitium cordis. Nur ein PDA, der zur klinischen Verschlechterung führt (s.o.), sollte nach Rücksprache mit dem Kinderkardiologen verschlossen werden. Eine Therapie mit Indometacin oder Ibuprofen wird bei einem symptomatischen PDA empfohlen [28, 35].

1.1.3 Temperaturregulation

Neugeborene, mehr noch Frühgeborene, sind aufgrund ihres unvorteilhaften Oberflächen-Volumen-Verhältnisses (3-mal größer als beim Erwachsenen) und unzureichender Möglichkeiten der Temperaturregulation hypothermiegefährdet. Die dünne Haut und das geringe subkutane Fettpolster begünstigen ebenfalls die Auskühlung. Die Wärmeproduktion erfolgt beim Neugeborenen durch den Katabolismus von braunem Fettgewebe.

> **Merke:** Hypothermie führt zu einem dramatisch erhöhten Sauerstoffbedarf [7].

1.1.4 Blutzuckerregulation

Durch die Unterbrechung der mütterlichen Glukosezufuhr aufgrund der Trennung des gemeinsamen Kreislaufs kann es innerhalb einer

1 Neugeborenenversorgung

Stunde zum Abfall des Blutzuckerspiegels des Neugeborenen kommen.

Makrosome Neugeborene mit einem Geburtsgewicht über 4000 g und Kinder von Müttern mit einem Gestationsdiabetes sind besonders gefährdet. Sie haben präpartal versucht, die hohen Blutzuckerspiegel der Mutter mit einer vermehrten Insulinproduktion zu vermindern. SGA-Kinder (small for gestational age) und Frühgeborene sind ebenfalls Risikokinder.

Bei diesen Kindern muss mit Blutzuckerkontrollen innerhalb der ersten 30 Minuten postpartal begonnen und über einen gewissen Zeitraum fortgeführt werden. Bei erniedrigtem BZ bzw. bei symptomatischen Neugeborenen sollte unbedingt eine Frühfütterung mit Säuglingsnahrung begonnen werden.

Unter Umständen kann eine parenterale Glukosezufuhr bei diesen Kindern notwendig sein.

Bei symptomatischen Neugeborenen, insbesondere beim hypoglykämisch bedingten Krampfanfall, muss schnellstmöglich ein intravenöser Glukose-10 %-Bolus (2–4 ml/kg) oder Glukose-20 %-Bolus (1–2 ml/kg) verabreicht werden.

Falls kein i.v. Zugang rasch möglich ist, kann auch Glukose 20 % oder Glukose 40 % **oral** unter Beobachtung der respiratorischen Funktion gegeben werden.

Merke: Prädisponiert zur Hypoglykämie sind Frühgeborene, hypo- und hypertrophe Neugeborene, Kinder diabetischer Mütter und Kinder mit Adaptationsstörungen. Eine Hypoglykämie liegt dann vor, wenn der Blutzuckerspiegel unter 35 mg/dl sinkt. Unbehandelte Hypoglykämien führen sehr schnell zu schweren metabolischen Azidosen und Reanimationssituationen.

Hypoglykämiegrenzen:

Blutzucker unter 35 mg/dl (≤ 24. Lebensstunde)
Blutzucker unter 45 mg/dl (> 24. Lebensstunde)

1.2 Kongenitale Fehlbildungen

Dyspnoe, Zyanose, paradoxe Atmung (gegensinnige Bewegung von Thorax und Abdomen) sowie ein eingesunkenes Abdomen und die Auskultation von Darmgeräuschen im Thoraxraum können Hinweise auf einen *Zwerchfelldefekt* sein; dieser liegt meist linksseitig vor und geht häufig mit einer Lungenhypoplasie einher ([35], Abb. 5):

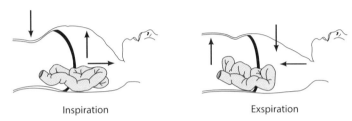

Inspiration Exspiration

Abb. 5: Atemmechanik bei Zwerchfelldefekt

Die *Ösophagusatresie* zeigt sich durch starkes Speicheln, schaumiges Fruchtwasser und Dyspnoe (Pneumonie nach Aspiration von Nahrung). In 90 % der Fälle besteht ein Fistelgang zwischen Trachea und Speiseröhre, was vor allem die respiratorische Problematik mit verursacht. Anamnestisch wird in der Schwangerschaft über ein Polyhydramnion berichtet. Es gibt verschiedene Formen der Ösophagusatresie [35]. Der häufigste Fall ist der Typ IIIb nach Vogt (87 %), bei dem vom distalen Ösophagusanteil eine Fistel zur Trachea abgeht.

Zu den oben genannten Defekten sollten noch die *Omphalozele* und die *Gastroschisis* als Fehlbildung des Gastrointestinaltraktes erwähnt werden. Beide Defekte verlangen von dem erstversorgenden Arzt ein besonderes Vorgehen. Bei der Omphalozele liegt ein Bauchwanddefekt vor. Der Bruchsack, der aus Nabelschnurhäuten besteht, kann Darm oder auch Oberbauchorgane beinhalten. Bei der Gastroschisis liegt ebenfalls ein Bauchwanddefekt vor, die Bruchpforte liegt paraumbilikal meist rechts neben dem Nabel, ein schützender Bruchsack wie bei der Omphalozele besteht jedoch nicht. Der prolabierte Darm ist deshalb oft stranguliert und durch eine abakterielle Peritonitis verdickt ([35], Abb. 6).

1 Neugeborenenversorgung

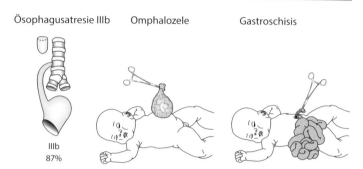

Abb. 6: Kongenitale Fehlbildungen

Als wichtige Fehlbildung des ZNS sollen die *Neuralrohrdefekte* erwähnt werden. Man unterscheidet unterschiedliche Ausprägungsarten der Spina bifida. Es können eine Meningozele, eine Meningomyelozele oder eine komplette Spina bifida vorliegen.

1.2.1 Versorgung postpartal

Bei der Omphalozele und der Gastroschisis sollten die prolabierten Darm- bzw. Abdominalorganteile in einen sterilen Plastikbeutel, oder falls nicht vorhanden, zumindest in feuchte, sterile Kompressen eingepackt und warmgehalten werden. Es ist dabei zu beachten, dass das Neugeborene bei der Omphalozele in Seitenlage gelagert wird, um bei einem Prolaps der Leber ein Abknicken der V. cava inferior zu vermeiden. Bei der Versorgung einer Gastroschisis sollte man versuchen, eine eventuelle Torsion des Darmes vor dem sterilen Abdecken vorsichtig zu beseitigen.

Das Neugeborene, welches einen Neuralrohrdefekt hat, muss direkt postpartal auf die Seite oder auf dem Bauch gelagert werden, damit es nicht zu einer Komprimierung der Zele kommt. Der Defekt muss mit feuchten und sterilen Tüchern abgedeckt werden. Alternativ kann das Neugeborene mit seinen unteren Extremitäten und Abdomen/Thorax, je nach Höhenlokalisation der Zele, vollständig von caudal her in einen mit sterilem Wasser oder Kochsalzlösung gefüllten Plastiksack eingehüllt werden. Falls eine Intubation bei respiratorischer Insuffizienz notwendig ist, so sollte diese in Seitenlage, ohne dass die Zele komprimiert wird, erfolgen.

Bei allen genannten Fehlbildungen ist die Kreislaufsituation des Neugeborenen zu stabilisieren und dann in ein Zentrum mit kinderchirurgischer bzw. neurochirurgischer sowie neonatologischer Abteilung zu transferieren. Bei bereits pränatal bekannter Fehlbildung sollte die Geburt unbedingt in einer geburtshilflichen Klinik mit angeschlossenem neonatologischem Zentrum erfolgen.

1.3 Beurteilung und Versorgung des Neugeborenen

Für die subjektive Beurteilung der Vitalität des Neugeborenen hat sich das von Virginia Apgar beschriebene Schema etabliert (Tab. 1).

Tab. 1: APGAR-Schema zur Beurteilung von Neugeborenen

APGAR	0 Punkte	1 Punkt	2 Punkte
Atmung	keine	langsam, unregelmäßig	ungestört, regelmäßig
Puls	kein	< 100/Minute	> 100/Minute
Grundtonus	schlaff	träge Flexion	aktive Bewegung
Aussehen	blau oder weiß	Akrozyanose	rosig
Reflexe beim Absaugen/taktile Stimulation	keine	herabgesetzt	schreien

Die klinische Beurteilung erfolgt nach 1, 5 und 10 Minuten postpartal.

Die in der Bundesrepublik Deutschland übliche *erste Vorsorgeuntersuchung (U1)* wird 10–15 Minuten nach der Geburt von einer Hebamme oder einem Arzt durchgeführt.

Außer der Beurteilung des Neugeborenen mittels des APGAR-Schemas gehören zur U1 eine komplette körperliche Untersuchung des Neugeborenen: Herz, Lunge und Abdomen, das Abtasten des Skelettes (Spina bifida, Meningomyelozele), des Kopfes (Fontanelle), Inspektion bzw. Austasten des Mundes (Gaumenspalte) sowie eine Untersuchung auf mögliche weitere Fehlbildungen und Geburtsverletzungen. Abschließend erfolgt die Gabe von Vitamin K (2 mg

Konakion®) p.o. zur Vorbeugung und Therapie einer Vitamin-K-Mangelblutung. Diese Untersuchung ist im gelben, speziell für Kinder geschaffenen Vorsorgeheft zu dokumentieren.

1.3.1 Basismaßnahmen

1.3.1.1 Schutz vor Wärmeverlust

Um den Wärmeverlust so gering wie möglich zu halten, wird das Neugeborene unter einem Wärmestrahler trocken gerieben und in warme Tücher gehüllt. Auch der Kopf muss aufgrund seiner relativen Größe vor Wärmeverlusten geschützt werden. Das sehr kleine Frühgeborene mit einem Geburtsgewicht < 1500 g bzw. der Geburt vor der 28. SSW sollte ohne vorheriges Abtrocknen mit Hinterkopf und Körper in eine Plastikfolie eingewickelt werden, nur das Gesicht bleibt frei [38]. Die Maßnahme verhindert den Verlust von Wärme und Feuchtigkeit. Der Raum, in dem die Versorgung erfolgt, muss warm (28 °C) und frei von Zugluft und Strahlungskälte sein.

Handelt es sich um schwer-asphyktische Neugeborene unter bzw. nach Reanimation mit dem Risiko, eine schwere hypoxische Encephalopathie zu entwickeln, dann sollten Wärmestrahler und Inkubator ausgeschaltet und diese Patienten einer therapeutischen Hypothermie zugeführt werden. Eine moderate Hypothermie (33–34 °C) zeigte sich in Untersuchungen als positiv in Bezug auf den neuronalen Schaden.

Noch wichtiger ist es jedoch bei stattgehabter Asphyxie/Reanimation, eine Hyperthermie zu vermeiden.

1.3.1.2 Taktile Stimulation

Durch das Abreiben und Abtrocknen des Neugeborenen wird im Normalfall die Atmung ausreichend stimuliert; weitere Stimuli sind das Bestreichen der Wirbelsäule von kranial nach kaudal, Kitzeln der Fußsohlen und Setzen leichter Schmerzreize.

> **Merke:** Die erste Maßnahme bei Zyanose und bei Bradykardie ist die taktile Stimulation des Neugeborenen, um Atemreize zu setzen und dadurch die Ventilation zu verbessern. Bei ausbleibendem Erfolg wird zügig die Maskenbeatmung begonnen.

1.4 Anpassungsstörungen und Neugeborenenreanimation

Die Leitlinie für die Neugeborenenreanimation gilt nur für die Reanimation direkt postpartal, obwohl die Neugeborenenzeit bis zu einem Lebensalter von 28 Tagen reicht.

Danach gilt die Leitlinie für die Säuglingsreanimation.

Stellt sich postpartal keine suffiziente und regelmäßige Spontanatmung ein und liegt die Herzfrequenz unter 100/min, so handelt es sich um eine schwere Anpassungsstörung. Falls sich unter suffizienter Beatmung kein HF-Anstieg zeigt, müssen Reanimationsmaßnahmen eingeleitet werden. Weitere Zeichen für eine gestörte Adaptation sind Hypo- bis Areflexie, Zyanose oder blassfahle Haut und ein reduzierter Grundtonus. Das folgende Flussdiagramm zeigt die einzelnen Schritte bei der Erstversorgung Neugeborener mit Adaptionsstörungen (Abb. 8).

1.4.1 Beatmung

Die Indikation zur Beatmung wird anhand klinischer Parameter gestellt. Primär sollten die Neugeborenen mit einer Maske (Größe s. Abb. 7) oder einem Rachentubus mit einem erhöhten Spitzendruck von 30 cm H_2O beatmet werden, wenn vorhanden zusätzlich mit PEEP-Ventil, um ein Eröffnen der Alveolen zu erreichen und zu erhalten. Es werden **5 Atemhübe** appliziert, mit einer **Blähdauer von 2–3 sec**.

Rendell-Baker-Maske*	
Neugeborenes	Gr. 0
Säugling	Gr. 1
Kleinkind	Gr. 2
Kind ab 3 Jahre	Gr. 3

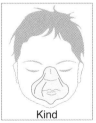
Kind

* Anatomisch angepasste Atemmaske mit sehr geringem Totraum

Abb. 7: Maskengrößen

1 Neugeborenenversorgung

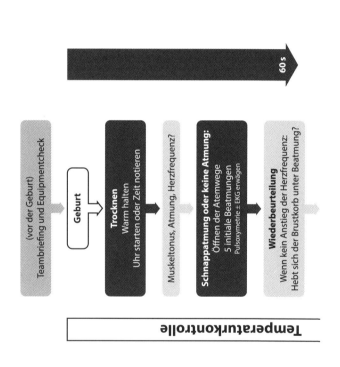

Neugeborenenversorgung 1

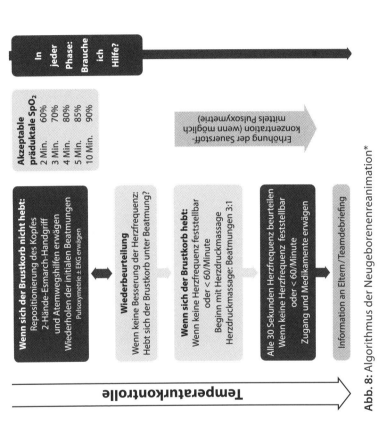

Abb. 8: Algorithmus der Neugeborenenreanimation*

---

* © German Resuscitation Council (GRC) und Austrian Resuscitation Council (ARC) 2015

Bei der Beatmung über einen Rachentubus wird der Tubus nasal eingeführt und 5–6 cm tief in den Rachen vorgeschoben (entspricht etwa dem Abstand Nase-Ohr). Der Tubus wird in dieser Lage mit der Hand fixiert und der Mund und das 2. Nasenloch des Neugeborenen mit der Hand verschlossen. Die Beatmung erfolgt dann mit dem Beatmungsbeutel über den Rachentubus (Abb. 9a; Tubusgrößen siehe Seite 150, Kapitel 20.4).

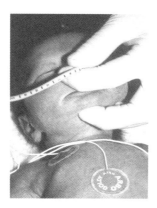

Abb. 9a: Beatmung über den Rachentubus

Für eine erfolgreiche Beatmung des Neugeborenen, ob über Maske oder Rachentubus, ist die richtige Kopfstellung entscheidend (Abb. 9b). Der Kopf des Neugeborenen sollte in der so genannten „Schnüffelstellung" (Neutralposition) gehalten werden, d.h. keine Reklination des Kopfes wie beim Erwachsenen. Diese „Schnüffelposition" kann durch geringe Unterpolsterung der Schulter mit einem Tuch leichter erreicht werden. Es sollten primär fünf Beatmungshübe (Blähmanöver) mit einer Dauer von 2–3 Sekunden pro Hub erfolgen. Die Blähhübe sollten initial mit einem inspiratorischen Druck von 30–40 cm H_2O („Eröffnungsdruck"), anschließend mit 15–20 cm H_2O appliziert werden. Bei längerer Beatmung über Maske oder einen Rachentubus sollte an die Anlage einer Magensonde gedacht werden, um den Magen zu entlüften. Bei der Beatmung über einen Rachentubus sollte eine PEEP von 5 cm H_2O eingestellt werden.

Neugeborenenversorgung 1

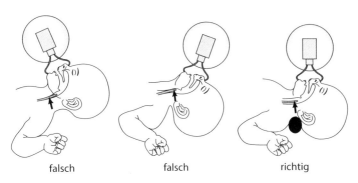

falsch falsch richtig

Abb. 9b: Kopfstellung des Neugeborenen (liegt auf Nackenrolle) für Beatmung mit Maske

Die einzelnen Schritte der Reanimation des Neugeborenen werden derzeit diskutiert und kritisch hinterfragt; state of the art ist heute, mit einem FiO_2 von 0,21 zu beginnen und die Sauerstoffkonzentration unter pulsoxymetrischer Kontrolle bei anhaltender Hypoxie und Bradykardie zu erhöhen. Die Sauerstoffsättigung sollte dabei an der rechten Hand (somit sicher präduktal) gemessen werden. Bei Frühgeborenen sollte mit Raumluft oder mit niedrigen Sauerstoffkonzentrationen (max. 30 %) beatmet werden.

Um möglichst physiologische Verhältnisse zu erreichen, sollte die Beatmungsfrequenz bei 30–40/min liegen [9]. Eine Hyperventilation sollte vermieden werden, um nicht die zerebrale und koronare Perfusion zu verschlechtern.

> **Merke:** Kontraindikationen für eine Maskenbeatmung sind die kongenitale Zwerchfellhernie, die Mekoniumaspiration und Atresien im Gastrointestinaltrakt; Neugeborene mit diesen Erkrankungen müssen primär intubiert werden.

1 Neugeborenenversorgung

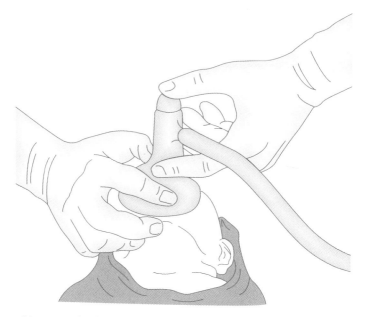

Abb. 9c: Maskenbeatmung über Beatmungsgerät

Falls eine Intubation angestrebt wird, so sollte das reife Neugeborene mit einem 3,0–3,5 mm ID Tubus intubiert werden.

> **Merke:**
> **Tubusgrößen**
> **Frühgeborene:**
> 2,0–2,5 mm ID oder Gestationswoche/10
> **Reife Neugeborene:**
> 3,0–3,5 mm ID
> **Oraler Tubus Tubustiefe Neugeborene:**
> Tiefe ab Unterlippe (cm) = Gewicht (kg) + 6 cm

1.4.2 Herz-Druckmassage

Entsprechend den aktuellen Empfehlungen der ERC 2015 [38] sollte die Reanimation des Neugeborenen bei einer HF<60/Minute, die sich auch unter suffizienter Ventilation nicht bessert, begonnen werden. Die Herzfrequenz kann durch Auskultation oder beim gerade geborenen Neugeborenen durch die Palpation der Nabelschnur bestimmt werden.

Zur Herzdruckmassage sollte bei der Zwei-Helfermethode die umgreifende Zwei-Daumen-Technik angewandt werden. Durch das Umgreifen des gesamten Brustkorbs nutzt man so den Rücken des Kindes als Widerhalt. Beim Neugeborenen liegt der ideale Druckpunkt direkt unter einer imaginären Intermamillarlinie. Die Eindringtiefe entspricht rund einem Drittel des Thoraxdurchmessers (Abb. 10). Die Effektivität kann durch Palpation der A. umbilicalis bzw. A. brachialis kontrolliert werden. Am einfachsten ist es jedoch, eine Sauerstoffsättigung und EKG-Überwachung zu etablieren. Es sollte auf die Pulskontrolle auch bei geschultem Personal nicht mehr als 10 Sekunden Zeit verwendet werden. Bei Unsicherheit ist schnelles Auskultieren der Herzaktionen bzw. Fortführen der Reanimationsmaßnahmen bis zur klinischen Stabilisierung (rosiges Aussehen, Beginn von Spontanmotorik) erforderlich.

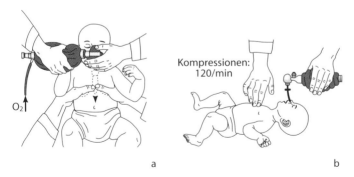

Abb. 10: Idealer Druckpunkt beim Neugeborenen für Herzdruckmassage. a) Zwei-Helfer-, b) Ein-Helfer-Methode

1 Neugeborenenversorgung

> **Merke:** Während einer kurzzeitigen Reanimation sollte das Neugeborene möglichst unter einem Wärmestrahler gelagert werden.
> Bei **prolongierter** Reanimation sollte die Wärmezufuhr ausgestellt werden und diese Kinder bei fehlender Kontraindikation einer therapeutischen Hypothermie (33–34 °C) zugeführt werden, um das neurologische Outcome zu verbessern.
> Thoraxkompression: Beatmung = 3 : 1, Kompressionsfrequenz 120/min: d.h. 90 Kompressionen, 30 Beatmungen/min
> Atemfrequenz: 40–60/min
> Herzfrequenz: 120–140/min

1.4.3 Medikamente

Adrenalin (Epinephrin; Suprarenin) wird bei einer anhaltenden Herzfrequenz von < 60/min – trotz suffizienter Beatmung und Herzdruckmassage – i.v. oder intraossär in einer Dosis von 10 µg/kgKG (–30 µg/kg) gegeben.

Bei wiederholten Gaben kann eine Dosis von 10–30 µg/kgKG appliziert werden.

Das entspricht bei einer 1 : 10 mit NaCl 0,9 % verdünnten 1 ml-Adrenalinampulle (= 1 mg): 0,1–0,3 ml/kgKG.

Die endotracheale Gabe wird nicht empfohlen, sollte aber kein i.v. oder intraossärer Zugang möglich sein, kann Adrenalin in einer Dosis von 50–100µg/kgKG endotracheal als ultima ratio verabreicht werden. Es gibt aber keine Untersuchungen über die Effektivität dieser Dosis.

Die Gabe von Natriumbicarbonat wird nicht routinemäßig empfohlen, allenfalls nach Blutgasanalyse oder bei prolongierter Reanimation, um die Myocardfunktion möglicherweise durch die Korrektur der Azidose zu verbessern. Natriumbicarbonat ist stark (2000 mosmol/l) hyperosmolar (möglichst Gabe über einen zentralen Zugang bzw. intraossär!). Es führt zu einer Kohlendioxidfreisetzung, was wiederum eine effektive Ventilation voraussetzt (Dosierung siehe Kapitel 4 Medikamentöse Reanimation) [38].

1.4.4 Flüssigkeitsgabe

Nicht selten führt eine Plazentalösung zu einer Asphyxie und Reanimationssituation beim Neugeborenen. Bei klinisch blassem Neugeborenen, einem nicht sicher messbaren Blutdruck, schlechter peripherer Durchblutung und bei anamnestischen Hinweisen oder einem Hämoglobinwert < 12 g/dl muss an einen dramatischen Blutvolumenmangel gedacht werden; eine Notfalltransfusion sollte umgehend erfolgen (Null Rh neg-Konserve, leukozytendepletiert).

Bis diese verfügbar ist, kann alternativ eine plasmaadaptierte Vollelektrolytlösung in einer Dosis von 10–20 ml/kgKG (ggf. repetitiv) gegeben werden.

Bezüglich möglicher Kreislaufzugangswege siehe Kapitel 3.

2 Reanimation des Säuglings, Klein- und Schulkindes

> **Merke:** Säuglinge und Kleinkinder werden in gleicher Weise reanimiert. Für Jugendliche (ab Pubertät) gelten die Erwachsenenrichtlinien.

2.1 Reanimation des Säuglings

Das Säuglingsalter beinhaltet die Zeit nach der Neugeborenenperiode (> 28. Lebenstag) bis zum Ende des ersten Lebensjahres. Die Reanimationsrichtlinien des Neugeborenen gelten nur für das Kind direkt postpartal. Daran anschließend wird nach den Säuglings- und Kleinkinderstandards reanimiert, auch wenn das Kind beispielsweise erst zwei Wochen alt ist. Der Asystolie des Säuglings liegt ähnlich der des Neugeborenen häufig eine Störung der Atmung zugrunde. Die Pulskontrolle kann an der A. brachialis, A. femoralis (Säuglinge) oder der A. carotis (> 1 Jahr) durchgeführt werden. Dies sollte jedoch nicht mehr als 10 sec dauern, vielmehr sollte man auf Vitalitätszeichen achten (Apnoe, Zyanose, Zentralisation). Die Atemwege sollten initial kurz inspiziert und, falls vorhanden, Nahrungsreste abgesaugt werden (s. auch Fremdkörperaspiration). Die **Beatmung des Säuglings** erfolgt wie beim Neugeborenen mittels Maske oder über einen Rachentubus. Der Kopf soll dabei in „**Schnüffelstellung**" (= **Neutralstellung**) liegen, die Schultern werden leicht unterpolstert.

Die Beatmung des Säuglings wird unter Einschluss von Mund und Nase mit einer Maske vorgenommen; ist keine entsprechende Größe vorhanden, umschließt der Ersthelfer Mund und Nase des Säuglings mit seinem eigenen Mund (Abb. 11).

Auch hier gilt die initiale **Applikation von fünf Beatmungshüben**, die Dauer eines Beatmungshubes soll wie beim Erwachsenen 1 sec betragen. Eine Atemfrequenz zwischen 20–30/min wird angestrebt.

Zeigt der Säugling danach keinerlei Reaktion, dann sollte mit der cardiopulmonalen Reanimation begonnen werden. Bei einem Ein-Helfer

Reanimation 2

in einem Verhältnis 30 : 2, bei zwei Helfern 15 : 2. Der Druckpunkt für die Thoraxkompressionen liegt wie beim Neugeborenen im unteren Sternumdrittel (Übergang mittleres zu unterem Sternumdrittel). Der Thorax sollte bei Säuglingen mindestens 4 cm tief komprimiert werden (Kompression um mindestens ⅓ des anteroposterioren Durchmessers). Bei Säuglingen sind die Thoraxkompressionen wie bei Neugeborenen mit der Zweifingertechnik (Ein-Helfer-Methode) bzw. thoraxumgreifenden Zweidaumentechnik (Zwei-Helfer-Methode) durchzuführen.

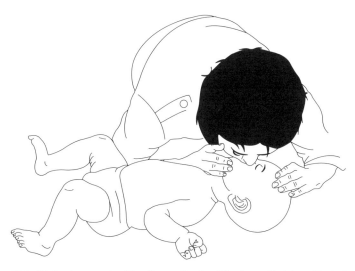

Abb. 11: Beatmung des Säuglings – liegt auf Nackenrolle (ohne Maske)

Merke:
Thoraxkompression (ca. 4 cm Kompressionstiefe): Beatmung:
5 Initialbeatmungen, je 1 sec lang
Ein-Helfer: 30 : 2
Zwei Helfer: 15 : 2
Atemfrequenz: 30–40/min
Herzfrequenz: 100–120/min

2.2 Reanimation des Klein- und Schulkindes

Die Atemspende ohne greifbare Beatmungsmaske wird bei Kindern über einem Jahr durch Mund-zu-Mund-Beatmung durchgeführt. Die Nase des Kindes wird dabei mit Daumen und Zeigefinger der einen Hand zugehalten, mit den Fingerspitzen der anderen Hand wird das Kinn leicht angehoben. Bei der Beatmung mittels Maske und Beatmungsbeutel sollten Mund und Nase komplett, ohne über das Kinn hinauszureichen, umschlossen werden („C"-Griff). Der Kopf sollte dabei leicht überstreckt und das Kinn angehoben werden (Abb. 12). Wenn die Atemwege offen sind, sollte für das Sehen, Hören und Fühlen nicht mehr als 10 sec Zeit verwendet werden.

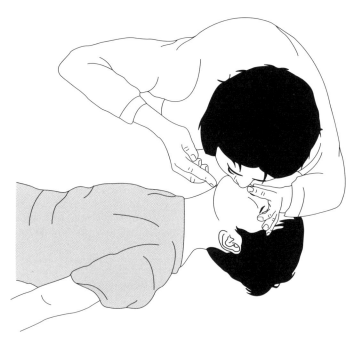

Abb. 12: Beatmung des Kindes (ohne Maske)

Reanimation 2

Bei der Atemspende werden initial fünf Beatmungshübe appliziert, wovon jeder 1 sec dauern sollte. Zur Effizenzprüfung sollte dabei die Hebung des Thorax sichtbar sein. War der Kreislaufstillstand gerade erst eingetreten, kann es noch zu einzelnen Seufzern des Kindes kommen („Schnappatmung").

Die Thoraxkompression erfolgt normalerweise mit **einer** Hand. Bei älteren Kindern ist die Zweihandtechnik zu verwenden, bei der Ein-Helfer-Methode in einem Verhältnis 30 : 2, bei der Zwei-Helfer-Methode 15 : 2. Die Kompressionen sollten hierbei senkrecht von oben erfolgen (Abb. 13).

Der Thorax sollte bei Kleinkindern mindestens **5 cm tief** (⅓ des ap-Thoraxdurchmessers) komprimiert werden.

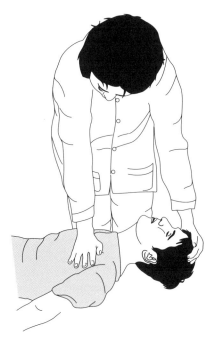

Abb. 13: Thoraxkompression beim Kind (Ein-Helfer-Methode)

> **Merke:**
> Thoraxkompression (ca. 5 cm Kompressionstiefe): Beatmung
> Ein-Helfer: 30 : 2
> Zwei Helfer: 15 : 2
> Atemfrequenz: 20–30/min
> Herzfrequenz: 100–120/min

Die Reanimation des Jugendlichen (ab Pubertätsalter) wird wie eine Erwachsenenreanimation durchgeführt, d.h. Verhältnis Thoraxkompression : Beatmung = 30 : 2 [39].

> **Merke:** Es gilt die „No-Flow-Time" zu minimieren, d.h. möglichst hoch wirksame und ausreichend tiefe Thoraxkompressionen (mindestens $1/3$ des anterior-posterioren Thoraxdurchmessers) mit kompletter anschließender Entlastung und nur minimaler Unterbrechung für die Beatmung!
> Bei einem durch Hypoxie im Kindesalter bedingten Kreislaufstillstand ist die Beatmung ein so wichtiger Bestandteil der Reanimation, dass abweichend von der Empfehlung im Erwachsenenalter mit 5 initialen Beatmungen begonnen wird. Während der Reanimation sollte eine Hyperventilation unbedingt vermieden werden.

Beim Kleinkind muss bei einer plötzlichen Atemstörung immer an eine Fremdkörperaspiration gedacht werden.

2.3 Sauerstoff

Für die Reanimation des älteren Kindes und des Erwachsenen soll zur **initialen** Reanimation 100 % Sauerstoff verwendet werden. Nach Einsetzen des Spontankreislaufes sollte die Sauerstoffgabe nach arterieller Sauerstoffsättigung tititriert werden, diese sollte zwischen 94–98 % liegen.

Bei Neugeborenen zeigen Studien, dass Raumluft während der Reanimation von Vorteil sein kann [75].

3 Zugangswege zum Kreislaufsystem

Die medikamentöse Reanimation bei Kindern spielt im Gegensatz zur Wiederbelebung im Erwachsenenalter eine untergeordnete Rolle. Ursächlich für einen Herzstillstand sind überwiegend schwere respiratorische Störungen und die daraus resultierende unzureichende Oxygenierung, welche sekundär zur Bradykardie und Asystolie führt, so dass eine Medikamentengabe nur notwendig wird, wenn nicht rasch genug die respiratorische Problematik behoben werden konnte.

Unter Reanimationsbedingungen sollte, wenn nicht **innerhalb von 60 Sekunden** ein venöser Zugang gelegt werden kann, umgehend der intraossäre Weg als Zugang gewählt werden. Die endotracheale Applikation von Medikamenten wird nicht mehr oder nur noch als Ultima Ratio empfohlen, da es keine genaueren Angaben über die Dosierungen der Medikamente gibt.

Intraossäre Kanülen:

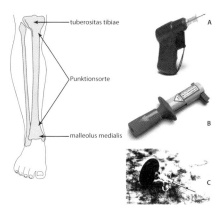

Abb. 14a: Punktionsorte für eine intraossäre Kanüle (A: EZ–IO, B: B.I.G. Bone Inject Gun, C: intraossäre Kanüle der Fa. Cook)

Seit einiger Zeit wird die EZ-IO-Handbohrmaschine vorwiegend in Notfallsituationen innerhalb als auch außerhalb der Klinik angewandt.

3 Zugangswege zum Kreislaufsystem

Die Kanülen dafür gibt es in drei Größen und unterschiedlichen Farben: für Neugeborene, Kleinkinder und Erwachsene (15 mm, rot; 25 mm blau; 45 mm, gelb lang).

Vorteil dieser intraossären Kanülen ist, dass die Eindringtiefe nicht wie bei der B.I.G. (Bone Inject Gun) durch die initiale Einstellung vorbestimmt ist, sondern auch beim Eindrehen variabel in der Tiefe beim Einbohren verändert werden kann.

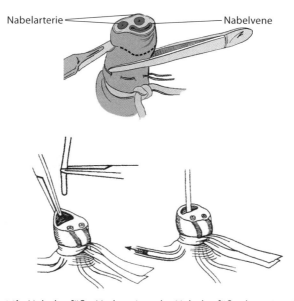

Abb. 14b: Nabelgefäße; Vorbereiten der Nabelgefäßanlage: Beschriftung mit Pfeilen: 2 Nabelarterien, Nabelvene

> **Merke:** Bei einer Reanimation sollte spätestens nach drei erfolglosen peripher-venösen Punktionsversuchen ein intraossärer Zugang gelegt werden.

Über einen intraossären Zugang können alle für eine Reanimation notwendigen Medikamente appliziert werden. Er kann wie ein zentraler Zugang verwendet werden.

Auch Volumenboli (Kristalloide, kolloidale Lösungen oder Blut) und auch Pufferlösungen (Na-Bicarbonat) können über die intraossäre Kanüle gegeben werden [39]. Alle applizierten Medikamente müssen immer ausreichend mit physiologischer NaCl 0,9 %-Lösung nachgespült werden.

3.1 Atemwege

Blockbare Endotrachealtuben können auch bei Säuglingen oder Kleinkindern verwendet werden. Jedoch muss dabei unbedingt auf die richtige Tubusgröße und die Cuffdruckmessung geachtet werden, damit es nicht zu Schäden der Epiglottis oder der Trachea kommt.

Dafür gilt folgende Formel für Tuben:

	ungeblockt (Innendurchmesser in mm)	geblockt
Säuglinge	3,5–4,0	3,0–3,5
Kinder 1–2 Jahre	4,0–4,5	3,5–4,0
Kinder > 2 Jahre	Alter/4+4	Alter/4+3,5

Unter Reanimation sollte bei Kindern jenseits der Neugeborenen-Periode stets eine FiO_2 von 1,0 bis zur Wiederherstellung eines suffizienten Kreislaufs verwendet werden. Im Anschluss Titration nach S_aO_2 (Ziel 94–98 %).

Eine Kapnographie mittels entidaler CO_2-Messung ist hilfreich, um die korrekte intertracheale Lage des Endotrachealtubus in der Trachea zu verifizieren. Ist das Kind sicher intubiert, sollte man bei einer erneuten respiratorischen Verschlechterung an verschiedene Ursachen denken:

3 Zugangswege zum Kreislaufsystem

> **Verschlechterung nach Intubation**
>
> „**DOPES**" ist ein nützliches Akronym für die Ursachen einer plötzlichen Verschlechterung eines intubierten Kindes:
> - **D** Dislokation des Endotrachealtubus einseitige Lage
> - **O** Obstruktion des Endotrachealtubus
> - **P** Pneumothorax
> - **E** Equipementversagen (Gasversorgung, Beutel-Maske-Beatmung, Beatmungsgerät, etc.)
> - **S** Stomach (Magen: eine Überblähung des Magens kann die Zwerchfellbeweglichkeit einschränken)

4 Medikamentöse Reanimation

4.1 Volumenersatz

> **Merke:** Das Mittel erster Wahl bei Kreislaufversagen und inadäquater Perfusion ist ein kristalloider Volumenbolus in einer Dosierung von 10–20 ml/kgKG über 5 Minuten bzw. „aus der Hand". Bei schwerwiegenden fieberhaften Erkrankungen **ohne Kreislaufversagen** ist ein **Volumenbolus** kontraindiziert und kann eher schaden (ERC/PALS 2015).

Die Indikation zur Substitution kolloidaler Volumenersatzmittel wie Humanalbumin wird heute in der Erstversorgung selten gestellt. Bleibt die Kreislauffunktion jedoch trotz mehrfacher kristalloider Volumenboli eingeschränkt, so kann die Gabe von Kolloiden (Albumin- oder Plasmaproteinlösungen) in einer Dosis von 5–10 ml/kgKG erwogen werden.

Nur bei Vorliegen eines volumenrefraktären Schocks ist der Einsatz von Katecholaminen indiziert, dabei ist zu beachten, dass jedes Katecholamin potentiell arrhythmogen wirken kann. (Weiteres zum Thema Flüssigkeitstherapie siehe Kapitel 11, Dehydratation.)

4.2 Adrenalin

Adrenalin ist in der Reanimation das Mittel erster Wahl. Es bewirkt als endogenes Katecholamin eine Vasokonstriktion und somit eine Verbesserung der koronaren und zerebralen Durchblutung und steigert die myokardiale Kontraktilität und die Herzfrequenz. Zudem erhöht es die Amplitude und Frequenz des Kammerflimmerns, wodurch die Chance auf eine erfolgreiche Defibrillation steigt. Die Indikation zur Defibrillation sind persistierende Bradykardie oder Asystolie trotz suffizienter Beatmung unter Herzdruckmassage sowie defibrillierbare Rhythmusstörungen. Darüber hinaus wird Adrenalin auch bei nicht defibrillierbaren Rhythmusstörungen eingesetzt.

Die Applikationswege sind wie beim Erwachsenen intravenös oder intraossär, wobei eine i.v./i.o.-Dosierung von 0,01–0,03 mg/kgKG

4 Medikamentöse Reanimation

(10–30 µg/kg) alle 3–5 Minuten verabreicht werden kann. Die endotracheale Gabe wird nicht mehr empfohlen, da es keine Klarheit bezüglich der Effektivität und der Dosis gibt.

Zu hohe i.v./i.o.-Dosierungen sollten vermieden werden, da es dadurch zu hypertensiven Krisen und intrakraniellen Blutungen (hauptsächlich bei Frühgeborenen) nach erfolgreicher Reanimation kommen kann [10, 11].

Höhere Adrenalindosen verbessern weder die Überlebensrate noch das neurologische Outcome [38].

Merke:
Adrenalin-Standard-Verdünnung: 1 : 10 = 1 mg Adrenalin + 9 ml NaCl 0,9 % (= 100 µg/ml)
Dosis davon: i.v., i.o.: 0,1 ml/kg (10 µg/kgKG)
Repetitiv alle 3–5 min, nachspülen!!

Cave: Katecholamine nicht zusammen mit Natriumbicarbonat verabreichen, da alkalische Lösungen die Katecholaminwirkung inaktivieren.

4.3 Adenosin

Adenosin hat als Antiarrhythmikum seine Anwendung bei supraventrikulären Tachykardien und ist somit selten bei sonst herzgesunden Kindern im Rahmen einer Reanimation [38] indiziert. Es bewirkt einen AV-Block von sehr kurzer Dauer, so dass Reentrymechanismen unterbrochen werden. Es hat eine extrem kurze Halbwertszeit und sollte als rascher Bolus, gefolgt von einem 5 ml Bolus 0,9 %-Kochsalzlösung appliziert werden. Gabe möglichst über einen ZVK oder einen Zugang an der oberen Extremität. Parallel dazu unbedingt EKG mitschreiben!

4.4 Atropin

Bei der pädiatrischen Reanimation wird die routinemäßige Anwendung nicht mehr empfohlen [38].

Seine Indikation sind vagusinduzierte Bradykardien und Intoxikationen mit Anticholinergika.

4.5 Amiodaron (Cordarex®)

Amiodaron blockiert nichtkompetitiv adrenerge Rezeptoren. Es verzögert die kardiale Erregungsausbreitung sowie die AV-Überleitung und führt zu einer QT-Verlängerung. Unter Reanimationsbedingungen kann Amiodaron bei Kammerflimmern und pulsloser ventrikulärer Tachykardie angewendet werden. Als **i.v.-Kurzinfusion mit 5 mg/kgKG** oder bei anhaltender Rhythmusproblematik wird eine **Dauerinfusion mit 15 mg/kgKG/d** empfohlen (Auflösung mit Glukose 5 %).

> **Merke:**
> Indikation für Amiodaron bei der Kinderreanimation:
> - therapierefraktäres Kammerflimmern (VF)
> - pulslose Ventrikuläre Tachykardie (VT)
>
> Dosis: 5 mg/kg über 3 Minuten i.v./i.o.
>
> 1. Amiodarondosis vor 4. Defibrillation, d.h. 3. Schock, dann Adrenalingabe und 2 Minuten CPR*, dann Amiodaron
> 2. Amiodarondosis vor 6. Defibrillation (siehe auch Algorithmus 21.2, s. Seite 156)

* CPR = Cardiopulmonale Reanimation

4.6 Lidocain

Lidocain zeigt bei Erwachsenen im Vergleich zum Amiodaron einen geringeren Effekt auf therapieresistentes Kammerflimmern bzw. Kammertachykardien; somit gibt es auch keinen Grund für einen Einsatz in der Reanimation von Kindern. Es stellt als Antiarrhythmikum Ib bei VF und VT eine Alternative zum Amiodaron dar.

4 Medikamentöse Reanimation

4.7 Vasopressin (Pitressin®)

Vasopressin ist ein endogenes Hormon, das über V1-Rezeptoren wirkt. Es führt zur systemischen Vasokonstriktion und zur Reabsorption von Wasser über die Niere. Der Stellenwert des Vasopressins im Rahmen der Reanimation ist noch nicht eindeutig geklärt, so dass hierfür noch keine evidenz-basierten Empfehlungen gegeben werden können. Auf Grund des arrhythmogenen Potenzials von Adrenalin scheint Vasopressin Vorteile zu besitzen. In verzweifelten Situationen nach erfolglosen Gaben von Adrenalin ist es einen Versuch wert, Vasopressin einzusetzen.

1 Ampulle: 1 ml = 20 IE → 1 : 10 Verdünnung → Dosis: 0,4 IE/kgKG (= 0,2 ml/kgKG).

4.8 Natriumbicarbonat

Generell sollte Natriumbicarbonat nicht als Routinemedikament bei einer Reanimation gegeben werden. Sollte die Reanimation bereits länger andauern und eine schwere metabolische Azidose (ph < 7,2; BE > -10 mmol/l in der Blutgasanalyse) vorliegen, so kann eine Pufferung jedoch mit Natriumbicarbonat titrierend eingeleitet werden. Durch die induzierte Hyperosmolarität und Hyperkapnie kann es zur myocardialen Depression, zerebralen Blutungen und konsekutiv zu Funktionsstörungen kommen [12]. Zudem verschlechtert eine Alkalose die periphere Sauerstoffabgabe, inaktiviert die Katecholaminwirkung und verursacht eine Hypokaliämie und eine Hypernatriämie.

Die Gabe von Natriumbicarbonat setzt eine gesicherte und effektive Ventilationssituation voraus.

Falls indiziert, so sollte es folgendermaßen dosiert werden:

0,5–1 mmol/kg einer 8,4 %-Lösung (Verdünnung mindestens 1 : 1 mit Aqua dest., besser noch höher verdünnt, v.a. bei Applikation über eine periphere Vene, da sonst Gewebsnekrosen auftreten können [$NaHCO_3$ unverdünnt: hohe Osmolariät von 2.000 mosmol/l]).

Nachinjektion alle 10 min mit 0,5 mmol/kg
bzw. bei vorliegender Blutgasanalyse:
Bedarf (ml) an $NaHCO_3$ = BE x kg x 0,3 (BE = Base Exzess).

Lediglich bei der Therapie von Vergiftungen mit trizyklischen Antidepressiva und in der Behandlung von Hyperkaliämien hat Natriumcarbonat noch seine feste Indikation (s. Therapie Trizyklische Antidepressiva, Kapitel 13, Seite 93).

4.9 Naloxon

Naloxon wird nicht mehr bei postpartaler Depression des Neugeborenen durch Opioidgabe an die Mutter empfohlen. Lediglich bei länger anhaltender Depression trotz adäquater Ventilation kann eine Gabe von 0,1 mg/kg erwogen werden. Naloxon kann außer intravenös auch intramuskulär oder subkutan mit einer gleicher Dosierung erfolgen. Oral verabreicht wird dieses Medikament gut resorbiert, unterliegt aber einem hohen first-pass-Effekt.

Aufgrund der relativ kurzen Halbwertszeit des Naloxons ist eine längere intensivmedizinische Überwachung notwendig, da nach Abklingen der Naloxonwirkung wieder Apnoen auftreten können; die Gabe muss gegebenenfalls wiederholt werden.

4.10 Calcium

Calcium ist wichtig für die myocardiale Funktion, als Routinegabe bei der Reanimation wird es jedoch nicht empfohlen [38], lediglich bei nachgewiesener Hypocalcämie, Calciumkanalblockerüberdosierung, Hypermagnesiämie und Hyperkaliämie.
(Dosis: Calciumgluconat 10 % 0,2–0,5 ml/kg als Kurzinfusion).

4.11 Magnesium

Magnesium hat seine Anwendung in der Notfallmedizin bei Torsade de pointes-Tachykardien und bei nachgewiesener Hypomagnesiämie (Dosis: Mg 10 % 0,5–1 mmol/kg als Kurzinfusion).

5 Defibrillation

Defibrillierbare Rhythmen sind das Kammerflimmern (VF) und die pulslose Kammertachykardie (VT). Die Asystolie und die pulslose elektrische Aktivität (PEA) stellen keine Defibrillationsindikation dar [38].

Es stehen zwei unterschiedliche Gerätetypen zu Verfügung:

Automatische externe Defibrillatoren (AED) und manuell bedienbare Geräte (monophasisch und biphasisch).

AEDs können sicher bei Kindern > 1. LJ angewendet werden (ERC 2015). Bei Säuglingen sollte ein manuell bedienbarer Defibrillator verwendet werden.

Prinzipiell sollten für Kinder entsprechende Geräte mit Kinder-Pads mit einer Dosisreduktion der Leistung auf 50–75 J verwendet werden. Für Kinder, die älter als 8 Jahre alt sind, sollte ein Standard-AED mit Standardpads für Erwachsene verwendet werden.

> **Merke:** Größe der Defibrillationselektroden (manuell und AED, Durchmesser):
> 4,5 cm für Kinder < 10 kg,
> 8–12 cm für Kinder > 10 kg bzw. älter als 1 Jahr;
> am besten Klebeelektroden.

Bis ein Defibrillator zur Verfügung steht, muss die cardiopulmonale Reanimation (CPR) kontinuierlich und ohne Unterbrechung durchgeführt werden (siehe auch Kapitel 21.7).[1]

Energiedosis und Defibrillationsalgorithmus:

Für den initialen und die folgenden Defibrillationen 4 Joule/kg KG [39].

---

[1] Cardiopulmonale Reanimation (CPR) siehe Kapitel 20.7 Cardiopulmonale Reanimation – Übersicht, Kapitel 21.1 Basismaßnahmen Kinderreanimation und Kapitel 21.2 Erweiterte Maßnahmen Kinderreanimation.

Nach jeder Defibrillation müssen die Maßnahmen zur CPR unverzüglich fortgeführt und erst nach zwei Minuten eine erneute Rhythmusanalyse durchgeführt werden.

Direkt vor der 4. Defibrillation: 1. Gabe von Adrenalin (10 µg/kg i.v./i.o.) und 1. Gabe von Amiodaron (5 mg/kgKG i.v./i.o.) und Fortführen der CPR, nach 2 Minuten erneute Rhythmusanalyse.

Adrenalin wird in gleicher Dosis zu jedem zweiten Zyklus, d.h. alle 3–5 Minuten verabreicht. Falls vor der 6. Defibrillation nach erneuter Reanimation für 2 Minuten bei der Rhythmusanalyse immer noch Kammerflimmern oder eine ventrikuläre pulslose Tachykardie vorliegen, sollte eine zweite Dosis Amiodaron (5 m/kg i.v./i.o.) gegeben werden (siehe auch Notfallalgorithmus 21.2, S. 156).

Bei anhaltender VF/VT: Amiodaron 15 mg/kg/die als Dauerinfusion.

Während dieser Maßnahmen sollten behandelbare Ursachen identifiziert werden:

Merke: Die 4 Hs und die HITS:

Hs
- Hypoxie
- Hypovolämie
- Hypo-/ Hyperkaliämie/metabol. Störungen
- Hypothermie

HITS:
- Herzbeuteltamponade
- Intoxikation
- Thromboembolie
- Spannungspneumothorax

6 Reanimation und Maßnahmen danach

6.1 Notruf – wann?

Phone first:

- zwei Helfer sind anwesend, Notruf wird von zweitem Helfer während der CPR abgesetzt
- beobachteter Kollaps, V.a. kardiale Genese (defibrillierbare Rhythmusstörungen?)

Phone fast:

- wenn nur ein Helfer anwesend: eine Minute CPR, dann Notruf absetzen [38].

6.2 Hypothermie nach Reanimation

Für Neugeborene und Erwachsene ist eine milde Hypothermie (32–34 °C) nach Reanimation ein etabliertes Verfahren. Für Neugeborene wird eine Hypothermiezeit von 72 h, für Erwachsene von 24 h empfohlen. Sie kann das neurologische Outcome durch Reduktion eines sekundären Energiemangels verbessern. Kontraindikationen sind u.a. schwere Gerinnungsstörungen, schwere pulmonale Hypertension (Echokardiographie).

Für die Kühlung eines Kindes nach Reanimation gibt es noch keine gesicherten Daten. Es empfiehlt sich ein Verhalten analog zu Erwachsenen.

7 Kardiozirkulatorische Notfälle und Rhythmusstörungen im Kindesalter

Kardiale Notfälle im Kindesalter können unterschiedlichste Ursachen und Manifestatitionszeitpunkte haben.

7.1 Neugeborenes

> Unbekannte (zyanotische) Vitien, Bland-White-Garland-Syndrom (führt nach Abfall des Lungengefäßwiderstandes zu einer dilatativen Linksherzinsuffizienz), Kardiomyopathien, Kardiogener Schock.

Die häufigste Ursache für eine Zyanose beim Neugeborenen ist eine pulmonale Problematik, sie kann aber auch kardial, cerebral (Krampfanfälle?, Apnoen?) oder hämatologisch bedingt sein.

7.1.1 Symptome

Das Neugeborene kann bereits einige Stunden nach der Geburt durch eine Zyanose auffallen. Diese kann peripher als *Akrozyanose durch Auskühlung* oder generalisiert als zentrale und somit auch relevante Zyanose auffallen.

Ductusabhängige Vitien fallen meist innerhalb der ersten Lebenstage klinisch auf, wenn sich der Ductus arteriosus verschließt und die Zyanose zunimmt oder sich eine zunehmende Kreislaufinsuffizienz einstellt.

Die Zyanose entsteht entweder aufgrund einer Fehlverbindung im Herzen, eines Re-Li-Shuntes oder einer Mischung des Blutes bei univentrikulären Herzen.

Die prädúktale Aortenisthmusstenose fällt durch eine Sättigungsdifferenz zwischen rechter Hand und unteren Extremitäten auf. Zusätzlich ist ein Arm-Bein-Gradient bei der vergleichenden Blutdruckmessung mit höheren Blutdrücken an den oberen Extremitäten zu verzeichnen. Die Leistenpulse sind nur abgeschwächt palpabel. Bei noch offenem Ductus ist ein typischer Pulsus celer et altus in der Leiste zu palpieren.

7 Kardiozirkulatorische Notfälle und Rhythmusstörungen

Der Patient mit einem Fallot kann auch erst nach 2–4 Lebenswochen durch zunehmend hypoxämische Krisen und daraus resultierendem Kreislaufschock klinisch apparent werden.

In Abhängigkeit vom Hämatokritwert fallen Zyanosen meist ab Sättigungswerten < 90 % auf.

Herzfehler mit Zyanose

AHF mit Zyanose	Häufigkeit (%)	Manifestation	DD
Fallot und DORV	7	erste 4 Wochen	ANS
PA ± VSD	5	erste Lebenstage, variabel	Pulmonale Infektion
Truncus	< 2	erste 4 Wochen	
HLHS	5	erste Lebenstage	Pulmonale Fehlbildungen (ZF-Hernie, Lungensequester)
TA	2	erste Lebenstage	
Single ventricle	2	erste Lebenstage	
TGA	5	erste Lebenstage	
TAPVD	< 1	erste Lebenstage	PFC-Syndrom
M. Ebstein	< 1	erste Lebenstage, variabel	

[Aus 64]

7.1.2 Therapie

Diesen Kindern sollte nicht uneingeschränkt Sauerstoff gegeben werden, da dies den Ductusverschluss verstärken kann. Durch die Senkung des pulmonalen Gefäßwiderstandes durch Sauerstoffgabe bei Shuntvitien wird die Lungenzirkulation gegenüber der Systemperfusion begünstigt und die kardiale Insuffizienz verstärkt. Vielmehr profitieren die Kinder von einer Volumengabe, um den MAD anzuheben und so die Perfusion im kleinen und großen Kreislauf zu verbessern.

Kardiozirkulatorische Notfälle und Rhythmusstörungen 7

Falls eine Katecholamintherapie notwendig ist, sollte zunächst mit Dobutamin (z.B. Dobutrex, kann auch peripher venös appliziert werden, mit einer Startdosis von 5 µg/kg/min) begonnen werden.

Differentialdiagnostisch muss an eine Late onset Sepsis gedacht werden. Diese Patienten sollten in ein neonatologisches Zentrum mit angebundener Kinderkardiologie gebracht werden. Während des Transportes kann eine Sättigung bis 80–85 % toleriert werden. Eine präklinische und auch innerklinische Intubation sollte, soweit es geht, vermieden werden, um die Kreislaufinsuffizienz mit Senkung des systemischen Widerstandes durch die Analgosedierung bei Intubation nicht zu verstärken.

> **Merke:** Hinweise auf eine Herzinsuffizienz sind: Trinkschwäche, vermehrtes Schwitzen, Gedeihstörung, Ödeme, Belastungs-oder Ruhedyspnoe, unklare Synkopen, vermehrte Infekte.

7.2 Rhythmusstörungen

Einteilung der Rhythmusstörungen in:

- Bradykarde Rhythmusstörungen
- Tachykarde Rhythmusstörungen
    - Supraventrikuläre Tachykardien (meist schmalkomplexig, falls kein zusätzlicher Schenkelblock vorliegt)
    - Ventrikuläre Tachykardien (breitkomplexig)

Herzrhythmusstörungen im Kindesalter sind selten, nur ca. 24 von 100.000 Neugeborenen haben eine Rhythmusstörung. Davon haben ca. 10 % einen kongenitalen kompletten AV-Block [65].

Die exakte Diagnose der Herzrhythmusstörung kann schwierig und nicht immer sofort zu stellen sein, deshalb soll dieses Kapitel lediglich auf die Akutmaßnahmen eingehen.

Prinzipiell gilt bei kardiozirkulatorischen Notfällen nichts anderes wie bei anderen unklaren Synkopen:

7 Kardiozirkulatorische Notfälle und Rhythmusstörungen

- ABC >
- D (Drugs, medik. Reanimation) und dann Unterscheidung:
  - Defibrillierbarer Rhythmus ? (Kammerflimmern, Kammerflattern oder pulslose ventrikuläre Tachykardie)
  - Asystolie bzw. elektromechanische Entkopplung
  - Supraventrikuläre Tachykardie (SVT)
  - Ventrikuläre Tachykardie (VT)

7.2.1 Bradyarrhythmien

Bradykarde Rhythmusstörungen können im Kindesalter nach Hypoxien beispielsweise nach Reanimationen, bei Ertrinkungsunfällen (Hypothermie), bei Intoxikationen (z.B. Tollkirsche) oder bei myokardialen Erkrankungen auftreten. Ein mütterlicher Lupus erythematodes kann beim Neugeborenen ebenso einen kongenitalen AV-Block III° verursachen.

Die Herzfrequenz liegt unter der altersentsprechenden Norm und kann unregelmäßig sein. Zudem sollte erfragt werden, ob das Kind schrittmacherabhängig ist (Schrittmacherdysfunktion).

Die Kinder können Zeichen der Kreislaufdepression bis zum kardiogenem Schock mit begleitender Atemdepression zeigen.

Therapie:

Prinzipiell gibt es drei verschiedene Optionen:

Bei Schock: *Mechanisch:* Reanimationsmaßnahmen je nach Alter, Gabe von Adrenalin

Bei stabilem Kreislauf: *Elektrisch:* externes Pacing (außerhalb der Klinik schwierig, z.B. über Ösophagusschrittmacher) oder *medikamentös:*

Medikamente:

1. Katecholamine:
   a. Adrenalin (bei gleichzeitig schwerer Kreislaufinsuffizienz (0,01–0,3 (–5) µg/kg/min i.v./i.o.))
   b. Orciprenalin (Alupent® 0,01–0,1 (–3) µg/kg/min) i.v./i.o
   c. Dobutamin (2,5–5–10–20 µg/kg/min i.v./i.o.)
2. Vagolytika: Atropin (0,02–0,04 mg/kg, i.v., i.o.)

Kardiozirkulatorische Notfälle und Rhythmusstörungen 7

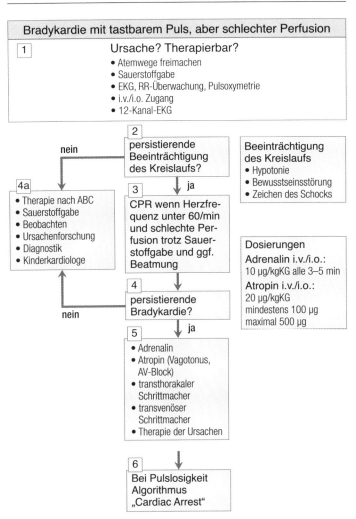

Abb. 15: Therapiealgorithmus bei Bradykardie im Kindesalter [aus 64]

7 Kardiozirkulatorische Notfälle und Rhythmusstörungen

7.2.2 Tachyarrhythmien

Bei tachykarden Rhythmusstörungen ist der Rhythmus meist regelmäßig, oft liegen Re-entry-Mechanismen ohne akzessorische Bündel (Vorhofflattern-/Vorhofflimmern) oder mit akzessorischem Bündel (WPW-Syndrom) zu Grunde.

Jedoch sollte auch hier an eine zugrundeliegende Herz- oder Stoffwechselerkrankung gedacht werden. Bei Vorhofflattern/Vorhofflimmern muss im Kindesalter immer an das Vorliegen eines großen ASD gedacht werden.

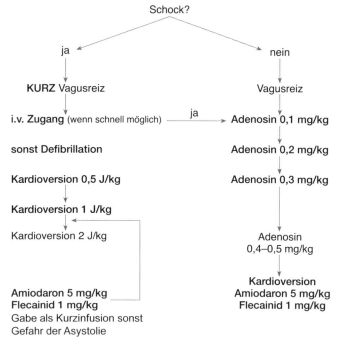

Abb. 16: Therapieablauf bei Supraventrikulärer Tachykardie (SVT)

Kardiozirkulatorische Notfälle und Rhythmusstörungen 7

Beim Neugeborenen fällt die Tachyarrhythmie meist nicht sofort auf. Besteht die Tachyarrhythmie länger, dann kommt es zu den klassischen Zeichen der Herzinsuffizienz wie Schwitzen, Trinkschwäche bis hin zu einer zunehmenden Schocksymptomatik.

Das ältere Kind und der Jugendliche klagen über Palpitationen und Herzrasen.

Bei der Therapie der SVT muss parallel ein 12-Kanal-EKG aufgezeichnet werden, um Vorhofflattern/-flimmern zu diagnostizieren.

Adenosin verlangsamt den Sinusknoten und führt zu einer Blockade im AV-Knoten, es hat eine sehr kurze Halbwertzeit von nur 10 Sekunden und muss deshalb sehr rasch und „herznah" injiziert und großzügig mit NaCl 0,9 % nachgespült werden.

Bei einer Tachykardie muss zudem unterschieden werden, ob es sich um eine **SVT** oder **ventrikuläre Tachykardie** handelt. Dabei hilft es, die QRS-Breite auszumessen. Grenzwert ist hierbei: 90 ms (Schmal-Komplex – versus – Breitkomplextachykardien).

Zu den **ventrikulären Breitkomplextachykardien** gehört außer der ventrikulären Tachykardie noch das Kammerflimmern. Insbesondere bei Torsade de pointes Tachykardie muss an das Vorliegen einer Ionenkanalerkrankung wie z.B. an das Long-QT-Syndrom gedacht werden.

Handelt es sich nicht um Kammerflimmern und ist der Patient noch nicht im Schock, dann kann ein medikamentöser Versuch mit Amiodaron 5 mg/kg (Kurzinfusion) erfolgen, bei Persistenz eine Kardioversion.

Ist der Patient weiter kreislaufstabil, dann erneute Gabe von Amiodaron 5 mg/kg und Magnesium 10 % 1 mmol/kg.

Dazu folgender Algorithmus:

7 Kardiozirkulatorische Notfälle und Rhythmusstörungen

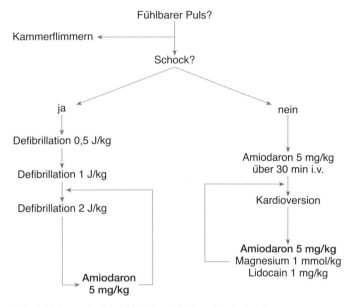

Abb. 17: Therapieablauf bei Ventrikulärer Tachykardie

Kardiozirkulatorische Notfälle und Rhythmusstörungen

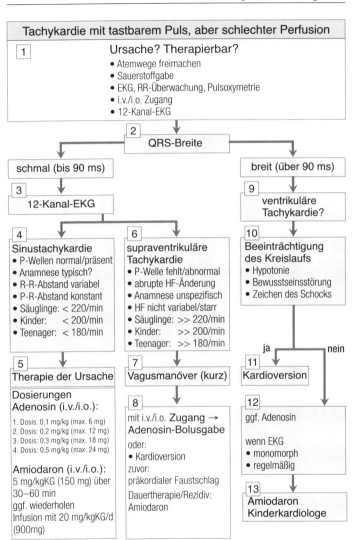

Abb. 18: Tachykardie mit tastbarem Puls, aber schlechter Perfusion

8 Respiratorische Notfälle

Respiratorische Notfälle machen ca. $^1/_3$ der pädiatrischen Notfälle aus. Je nach Alter des Kindes liegen unterschiedliche anatomische und physiologische Besonderheiten vor. Je kleiner das Kind, desto höher der Atemwegswiderstand bei einer Verlegung der Atemwege.

Im Vergleich zu Erwachsenen haben Kinder eine größere Zunge, einen höherstehenden Larynx und eine größere Epiglottis. Die weiche Trachea kann bei mehrfachen Intubationsversuchen beschädigt oder gar perforiert werden.

Die Apnoetoleranz des Säuglings und Kleinkindes ist deutlich geringer als die des Erwachsenen; es kommt damit schneller zu einer Entsättigung des Kindes und zu einer Zyanose.

Anhand von typischen, im Kindesalter vorkommenden respiratorischen Erkrankungen sollen im Folgenden die unterschiedlichen therapeutischen Vorgehensweisen demonstriert werden.

> **Merke:** Atemnot, ex- und inspiratorischer Stridor sind wichtige Symptome respiratorischer Notfälle im Kindesalter.

Die Beherrschung des schwierigen Atemwegs muss trainiert werden, um solche Situationen erfolgreich meistern zu können.

8.1 Fremdkörperaspiration

Die Fremdkörperaspiration stellt eine im Alter von ein bis drei Jahren häufige Erkrankung dar. Die Mehrzahl der Bolusaspirationen geschieht während des Essens und des Spielens.[1]

Nicht nur eine tracheale Aspiration, sondern auch ein ösophagealer Fremdkörper kann zu einer Beeinträchtigung der Atmung führen.

Dass die Aspiration ein sehr schwerwiegendes Krankheitsbild darstellt, zeigt die Zahl von über 300 Kindern, die jährlich in den USA an den Folgen der Fremdkörperaspiration versterben [13].

---

[1] Fremdkörperaspiration: Algorithmus siehe Kapitel 21.3

> **Merke:** Bei Verdacht auf eine Fremdkörperaspiration ist auch bei unauffälligem Röntgenbild und normalem Auskultationsbefund eine Bronchoskopie (möglichst in einem geeigneten Zentrum) rasch anzustreben, da mit zunehmender Liegedauer des Fremdkörpers in den Bronchien die Komplikationsrate wie z.B. Atelektasen und Retentionspneumonien deutlich ansteigt.

Der überwiegende Teil der Fremdkörper sind Nahrungsmittel wie Nüsse, Pistazien- und Karottenstückchen; aber auch Kunststoffteile, Nadeln und andere Kleinteile werden aspiriert; besonders gefürchtet ist die Puderaspiration (ubiquitäre Verteilung über die gesamte Lunge: „miliare Aussaat" mit Granulombildung).

8.1.1 Symptome

> **Merke:** Eine plötzlich auftretende Atemnot, anhaltendes Husten und Würgen sowie ein Stridor sollten an ein Bolusgeschehen denken lassen.

In bis zu 86 % der Fälle ist der Husten das Hauptsymptom der Fremdkörperaspiration [14].

Häufig ist der Auskultationsbefund direkt nach dem Ereignis unauffällig, gelegentlich fällt ein verschärftes Atemgeräusch oder eine seitendifferente Ventilation auf. Erstickungsanfälle und plötzliche Zyanose gehören ebenfalls zu den typischen Symptomen.

8.1.2 Diagnose

Die Diagnose der Fremdkörperaspiration wird meist durch die Anamnese und die klinische Untersuchung gestellt; die Röntgenaufnahme in In- und Exspiration hilft nicht immer, die Diagnose zu sichern. Zerella fand bei 41,5 % seiner Patienten normale Röntgenbefunde [14]. Die radiologischen Befunde zeigen eventuell Atelektasen, röntgendichte Fremdkörper und Überblähungen mit einer Mediastinalverschiebung. Es gibt jedoch auch Fälle, bei denen ein Kind über Tage

8 Respiratorische Notfälle

bis Wochen mit V.a. eine obstruktive Bronchitis behandelt wird und sich letztlich eine Fremdkörperaspiration als Ursache herausstellt.

8.1.3 Therapie

Noch am Notfallort stehen dem Notarzt nach akutem Bolusgeschehen drei verschiedene Maßnahmen (Abb. 19–21) zur Verfügung, je nach Zustand und Alter des Kindes.

Dabei muss unterschieden werden, ob das Kind bewusstlos ist oder nicht (s. Algorithmus in Kapitel 21.3).

Ist das Kind bereits bewusstlos, dann sollten die Atemwege durch Lagerung (Esmarch-Handgriff, Einlage eines Güdel/Wendeltubus) und mögliche Bergung des Fremdkörpers (Magillzange) freigemacht und sofern erforderlich, Reanimationsmaßnahmen eingeleitet werden. Bei hypoxischer Atemnot ist die Gabe von Sauerstoff sinnvoll (Ziel-Sauerstoffsättigung 94–98 %).

Beim hustenden Kind sollte das Husten unterstützt und bei effektivem Husten weiter dazu ermutigt werden. Ist der Hustenstoß ineffektiv, sollten die im Folgenden beschriebenen Maßnahmen in Erwägung gezogen werden: Schläge auf den Rücken (Abb. 19), Thoraxkompressionen (Abb. 20) und abdominelle Kompressionen (Heimlich-Handgriff, Abb. 21). Alle drei Verfahren haben das Ziel, den intrathorakalen Druck zu erhöhen und so den Fremdkörper aus dem oberen Respirationstrakt zu eliminieren.

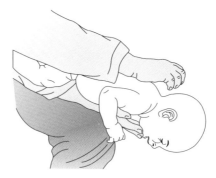

Abb. 19: Manöver bei Fremdkörperaspiration beim Säugling – Schläge auf den Rücken

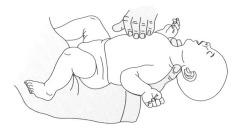

Abb. 20: Manöver bei Fremdkörperaspiration beim Säugling – Thoraxkompression – Beim Säugling sollten 5 Rückenschläge im Wechsel mit 5 Thoraxkompressionen durchgeführt werden. Tritt darunter die Bewußtlosigkeit ein, dann müssen Reanimationsmaßnahmen eingeleitet werden.

Der Heimlich-Handgriff sollte wegen der Gefahr abdomineller Verletzungen (waagerecht stehende Rippen und dadurch weniger geschützte Oberbauchorgane) nicht beim Säugling angewendet werden [38].

Wird er in der entsprechenden Altersgruppe (> 1. Lebensjahr) angewendet, dann sollte man darauf achten, dass der Druck auf den Bereich zwischen Bauchnabel und Sternum platziert und nicht auf den Xyphoidfortsatz oder den Rippenansatz ausgeübt wird. Man sollte sich dabei jedoch bewusst sein, dass das Manöver zur Ruptur innerer Organe wie Leber, Magen, Milz und Lunge führen kann.

Die Thoraxkompressionen werden wie bei der Cardiopulmonalen Reanimation (CPR) durchgeführt. Es werden fünf Kompressionen empfohlen, die jedoch kräftiger und langsamer als bei der CPR durchgeführt werden sollten (Abb. 20).

Die Therapie der Fremdkörperaspiration besteht in der Klinik bei anhaltender Symptomatik in der Laryngo-Tracheo-Bronchoskopie, um den Fremdkörper zu bergen.

Die Indikationen zur Bronchoskopie sind vitale Bedrohung, der Verdacht einer Fremdkörperaspiration aufgrund der Anamnese und Klinik, der direkte radiologische Nachweis eines Fremdkörpers, oder durch indirekte Zeichen (z.B. Überblähungen als Folge eines Ventilmechanismus) im Röntgenbild [15].

8 Respiratorische Notfälle

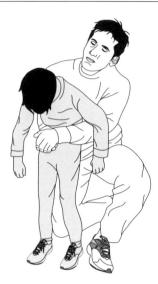

Abb. 21: Manöver bei Fremdkörperaspiration beim Klein- und Schulkind – Abdominelle Kompression

Der Fremdkörper sollte durch erfahrene Kollegen der HNO-Abteilung oder Thoraxchirurgie mit einem starren Bronchoskop entfernt werden [16, 17].

Als Differentialdiagnose sollte auch an die akute Exazerbation eines Asthma bronchiale gedacht und ein Versuch mit Sultanol-Inhalationen (1–3 Tropfen/Lebensjahr, max. 20 Tropfen oder alternativ Salbutamol 2–4 Hübe alle 20–30 Minuten) durchgeführt werden, möglichst unter Monitorkontrolle.

8.1.4 Narkose bei Fremdkörperaspiration

Da es bei der Narkoseinduktion zu einem kompletten Verschluss der Atemwege kommen kann, darf die Narkoseeinleitung erst begonnen werden, wenn die gesamten Instrumente griffbereit sind und der HNO-Arzt anwesend ist. Erfolgt eine starre Bronchoskopie, so wird primär mit diesem Endoskop nach Relaxation intubiert. Kommt es zu einem Komplettverschluss der Trachea, kann versucht werden, den

Fremdkörper in einen Hauptbronchus vorzuschieben, um wenigstens eine einseitige Ventilation zu erreichen.

Die intravenöse Anästhesie wird bevorzugt, da die Inhalationsanästhesie wegen der Undichtigkeit der Bronchoskope das Personal mit Narkosedämpfen belastet. Um eine Sekretionshemmung zu erreichen, sollte möglichst auch Atropin zur Narkoseinduktion gegeben werden.

Nach der Fremdkörperentfernung leiden die Kinder häufig unter einem Stridor, welcher sich auf ein Ödem der Bronchialschleimhaut aufgrund der Manipulationen zurückführen lässt. Die Therapie besteht in der Gabe von Cortison (3–5 mg/kg Prednisolon i. v.) und der Inhalation von Adrenalin in einer Dosierung von 2–4 mg ggfs. in NaCl 0,9 % verdünnt über einen Vernebler (Monitorkontrolle).

Weitere Komplikationen sind ein Broncho- oder Laryngospasmus, ein Pneumothorax, Bronchusrupturen und Hämorrhagien. Sollte eine Pneumonie vorliegen, muss eine antibiotische Therapie durchgeführt werden [18].

8.2 Epiglottitis und Laryngotracheitis (Krupp-Syndrom)

8.2.1 Epiglottitis

Bei der Epiglottitis handelt es sich um ein sehr ernstes Krankheitsbild, das potenziell lebensbedrohlich ist. Das bevorzugte Alter liegt zwischen dem 3.–7. Lebensjahr.

Die häufigste Ursache ist eine bakterielle Infektion mit Haemophilus influenza, selten auch durch Streptokokken oder Staphylokokken, die eine supraglottische Schwellung hervorrufen. Seit der Einführung der Impfung gegen Haemophilus influenza Typ B (HIB-Impfung) ist die Inzidenz stark gesunken. In einer Untersuchung in den Jahren 2001–2003 zeigte sich eine komplette Grundimmunisierung für HIB von 84 % bei 2-jährigen Kindern [39].

Die Diagnose wird in der Regel anhand der Leitsymptome gestellt: Eine kloßige Stimme, akut aufgetretenes hohes Fieber, Schluckbeschwerden, Speichelfluss, starke Behinderung der Atmung mit Dyspnoe, Orthopnoe und exspiratorisches Schnarchen sind typisch für die Epiglottitis. Die Kinder erscheinen oft ruhig, da sie sich vollständig auf die Atmung konzentrieren.

Eine HIB-Impfung sollte erfragt werden (Impfpass).

8.2.1.1 Präklinische Versorgung

Präklinisch dürfen keine Manipulationen am Kind durchgeführt werden. Der Transport sollte sitzend, möglichst auf dem Schoß einer Bezugsperson in eine geeignete Klinik erfolgen. Bei bestehender Zyanose kann dem Patienten über eine Maske Sauerstoff zugeführt werden.

> **Merke:** Keine präklinischen Manipulationen wie Laryngoskopie, Absaugen oder i.v.-Zugang.

8.2.1.2 Klinische Versorgung

> **Merke:** Um ein Kind mit Epiglottitis zu versorgen, müssen die erfahrensten pädiatrischen Intensivmediziner, Anästhesisten und Hals-Nasen-Ohrenärzte zur Verfügung stehen. Es müssen alle Vorbereitungen für eine schwierige Intubation vor der Narkoseeinleitung getroffen werden, der HNO-Arzt ist bei der Einleitung zugegen und Koniotomiebereitschaft besteht.

Das Kind muss inhalativ eingeleitet werden, wobei die Spontanatmung erhalten bleiben muss. Erst bei ausreichender Narkosetiefe wird ein intravenöser Zugang gelegt. Unter Verzicht auf eine Relaxierung erfolgt die endotracheale Intubation mit einem Tubus, der in der Regel einen 1 mm geringeren Innendurchmesser besitzt, als in dieser Altersklasse zu erwarten wäre.

Sollte dieser Intubationsversuch misslingen, kann die Intubation mittels starrem Bronchoskop erfolgen. Falls auch diese Bemühungen ohne Erfolg bleiben, ist frühzeitig eine Koniotomie in Betracht zu ziehen.

Zur Diagnosesicherung sollte während der Narkose ein Rachenabstrich und eine Blutkultur entnommen werden. Das Kind muss i.v. antibiotisch (vorzugsweise mit einem Cephalosporin z.B. 100 mg/kg/die Cefotaxim) behandelt werden. Eine Röntgen-Thorax-Untersuchung ist zum Ausschluss einer Pneumonie indiziert. Bei Verdacht auf eine Begleitmeningitis ist eine Lumbalpunktion unverzichtbar.

8.2.2 Stenosierende Laryngotracheitis (Krupp-Syndrom)

Bei dem Krupp-Syndrom handelt es sich um eine subglottische/glottische Entzündung. Sie wird durch eine Virusinfektion verursacht, häufige Auslöser sind Parainfluenza-, Influenza- oder RSV-Viren. Sehr selten wird sie durch Bakterien hervorgerufen.

Es sind vorwiegend Kinder im Alter zwischen sechs Monaten und drei Jahren betroffen. Die Erkrankung tritt meist in den Wintermonaten, oft abends und nachts im Rahmen eines banalen Luftwegsinfektes auf. Die Symptomatik kann über Tage wechselnd ausgeprägt sein.

Die Leitsymptome sind ein bestehender Luftwegsinfekt, Heiserkeit, anfallsweise auftretender trockener, bellender Husten (häufig nachts auftretend), Schluckbeschwerden und ein deutlicher inspiratorischer Stridor, welcher sich unter Aufregung verstärkt. Die Kinder fiebern meist nicht (Temperatur < 38 °C).

8.2.2.1 Präklinische Versorgung

Das Kind sollte mit der Mutter in sitzender Position in die Klinik gebracht werden. Jede Aufregung sollte auch hier vermieden werden. Meist führt Beruhigung zusammen mit feuchter, kühler Nachtluft schon zur Besserung der Symptome (Fenster während des Transportes öffnen).

Falls vorhanden, kann eine Inhalation mit Suprarenin pur oder mit NaCl 0,9 % im Verhältnis 1 : 1 oder Infectokrupp® auf dem Arm der Bezugsperson durchgeführt werden. Der Effekt tritt rasch ein, hält aber nur ca. zwei Stunden an und kann bei erneuter Symptomatik wiederholt werden.

Die Gabe von Kortikoiden sollte bei ausgeprägter Symptomatik frühzeitig erfolgen, da sie erst mit einer Latenzzeit ihre Wirkung zeigen; Kortikoide lassen sich sehr gut rektal applizieren (z.B. Rectodelt®

100 mg). Alternativ kann inhalativ Budesonid (Pulmicort) oder Prednisolon 1–2 mg/kg systemisch gegeben werden; alternativ Prednisolon 2 mg/kg oder Dexamethason 0,15–0,6 mg/kg als Einzelgabe. Der positive Effekt einer Steroidgabe ist klar belegt [41]. Bei Gabe von Rectodelt® sollte auch bei Säuglingen eine hohe Dosis von 100 mg gegeben werden, da die Resorptionsrate mit 20–80 % sehr variabel ist.

> **Merke:**
> Frühzeitig Kortikoidgabe:
> 1. Rectodelt® 100 mg rektal
> 2. Solu-Decortin H (Prednisolon) mit 2 mg/kg als Einzeldosis (p.o., i.m., i.v.)
> 3. Inhalation: Budesonid (Pulmicort)

Ein venöser Zugang muss nur selten gelegt werden, auch eine Intubation ist nur selten erforderlich. Manipulationen am Kind sollten weitgehend vermieden werden, da sie nur zur Verstärkung der Symptomatik führen.

Nur im Ausnahmefall kann bei einem sehr unruhigen Kind eine Sedierung mit Diazepam (0,2–0,5 mg/kg/Dosis p.o./rektal) oder Chloralhydrat (30–50 mg/kg/Dosis rektal) notwendig werden. Dabei sollte berücksichtigt werden, dass es durch Reduktion des Atemstimulus zur respiratorischen Dekompensation kommen kann.

8.2.2.2 Klinische Versorgung

Die Anamnese sowie der klinische Verlauf weisen auf die Diagnose einer stenosierenden Laryngotracheitis hin. Durch die Inhalation von Adrenalin werden der Stridor und die Dyspnoe reduziert. Dies sollte unter Pulskontrolle erfolgen und bei Auftreten einer Tachykardie beendet werden. Zusätzlich werden weiterhin Kortikoide verabreicht, eventuell bestehendes Fieber medikamentös oder physikalisch gesenkt.

> **Merke:** Eine endotracheale Intubation sollte nur nach strengster Indikationsstellung erfolgen und ist nur selten erforderlich.

9 Asthma bronchiale

9.1 Symptome und Diagnostik des Asthma bronchiale

Das Asthma bronchiale stellt eine entzündliche Erkrankung der Atemwege dar, welche durch unterschiedliche Stimuli ausgelöst werden kann. Durch verschiedenste Allergene, Virusinfektionen oder auch bei körperlicher Anstrengung kann es akut zu einer reversiblen Obstruktion der kleinen Atemwege kommen. Zugrunde liegt ein hyperreagibles Bronchialsystem. Es ist die häufigste chronische Krankheit des Kindesalters [43].

Vor allem im Kindesalter findet sich häufig eine enge Verbindung zwischen dem Asthma bronchiale und einer atopischen Disposition. Bei Kindern steigt das Risiko eines allergischen Asthmas mit zunehmender Anzahl erstgradig verwandter Atopiker.

Sowohl nutritive als auch inhalative Allergene haben einen Einfluss auf die Asthmaentwicklung. Passive Tabakrauchexposition, auch schon pränatal, begünstigt die Entwicklung des Asthmas.

Das an einem Asthma bronchiale leidende Kind wird im akuten Anfall meistens tachydyspnoeisch, z.T. aber auch orthopnoeisch vorgefunden. Die Symptome reichen von Giemen und Brummen, Einziehungen bis hin zu Zeichen der Zyanose und stiller Obstruktion („silent lung") sowie zunehmender Erschöpfung und Einsatz der Atemhilfsmuskulatur sowie Somnolenz und Verwirrtheit.

> **Merke:** Bei akuter obstruktiver Symptomatik muss eine Fremdkörperaspiration als Ursache in Erwägung gezogen werden.

9.1.2 Generelle Therapie

Je nach Schweregrad und Häufigkeit der asthmatischen Beschwerden gibt es verschiedene Therapieoptionen.

9 Asthma bronchiale

Nach ihrer Wirkungsweise werden Antiasthmatika in Bronchodilatatoren und Entzündungshemmer eingeteilt. Dabei gibt es Bedarfsmedikamente und Langzeitmedikamente. In der Dauertherapie wird das inhalative Steroid dem systemischen wegen der geringeren Nebenwirkungen vorgezogen.

- Bei nur episodischem Husten oder leichter Atemnot mit einem symptomfreien Intervall > 2 Monate ist nur eine Bedarfstherapie mit einem kurzwirksamen $β_2$-Mimetikum notwendig (Dosierungen siehe 8.1.3 oder 9.2.1). Zur längeren Therapie werden inhalative Kortikoide oder versuchsweise auch Leukotrienantagonisten (Singulair®) angewendet (AWMF Stufenschema Medikamentöse Langzeittherapie des Asthmas bei Kindern, 2011)
- Bei Säuglingen zeigt die Inhalation von Ipratropiumbromid (Atrovent®) meist eine bessere Wirkung als kurzwirksame $β_2$-Mimetika, wobei auch eine Kombination beider Medikamente effektiv sein kann. Außerdem kann es bei Toleranzentwicklung gegenüber $β_2$-Mimentika oder bei Unverträglichkeit dieser eingesetzt werden.

9.2 Status asthmatikus

Bevor eine Medikation durch den Not- oder Klinikarzt erfolgt, sollte nach einer bereits durch die Eltern erfolgten Medikation, sowie nach weiteren für ein Asthma prädisponierenden Faktoren (Frühgeburtlichkeit mit Bronchopulmonaler Dysplasie) gefragt werden.

> **Merke:** Zusätzlich zur intensivierten Inhalationstherapie sollten frühzeitig Steroide eingesetzt werden.
> Solu-Decortin H (Prednisolon) mit 1–2 mg/kg i.v. bzw. p.o.) oder wenn kein i.v.-Zugang möglich:
> Rectodelt® 100 mg rektal.

Die i.v.-Gabe eines $β_2$-Mimetikums oder Theophyllin® (5 mg/kg langsam i.v.) erfolgt nur, wenn die maximale Dosierung von inhalativen Bronchodilatatoren und i.v.-Kortikoiden ausgereizt ist. Darüber hinaus ist die Gabe von Magnesiumsulfat 10 % (0,5 ml/kg, Stopp bei HF < 100/Min) indiziert; sie sollte nur unter EKG-Monitoring und unter stationären Bedingungen erfolgen.

Der Asthmaanfall wird in verschiedene Schweregrade eingeteilt:

Schweregrade des Asthmaanfalls (AWMF, 2011) [10]
leichter bis mittelschwerer Anfall
– Unvermögen, einen längeren Satz während eines Atemzugs zu vollenden – Gebrauch der Atemhilfsmuskulatur – Atemfrequenz unter 30/min – Pulsfrequenz unter 120/min
schwerer Anfall
– Unvermögen, einen längeren Satz während eines Atemzugs zu vollenden – Gebrauch der Atemhilfsmuskulatur – 2- bis 5-Jährige: Atemfrequenz über 40/min, Pulsfrequenz über 130/min – über 5-Jährige: Atemfrequenz über 30/min, Pulsfrequenz über 120/min – Sauerstoffsättigung bei Raumluft unter 90 %
lebensbedrohlicher Anfall
– sitzende Position mit abgestützten Armen – Zyanose, arterielle Hypertonie – kein Atemgeräusch („silent lung") – Erschöpfung/Konfusion – Sauerstoffsättigung bei Raumluft unter 85 %

9.2.1 Kurze Übersicht über die Dosierungen beim Kind

Inhalationstherapie:

- Feucht-Inhalation: rasch wirksame *$β_2$-Mimetika* (Sultanol® 1–3 Tropfen/Lebensalter max. 20 Tropfen = 2,5 – 5,0 mg) und ggf. mit *Ipratropiumbromid* (Atrovent® max. 20–40 Tropfen) kombinieren über einen mit Sauerstoff betriebenen Feuchtvernebler appliziert.
- Bei schweren Verläufen und bei Säuglingen kann auch **Ipratropiumbromid zusammen mit Adrenalin** inhaliert werden (Adrenalin 1 : 10.000, 2–3 ml pur über Feuchtvernebler → dabei kontinuierliche Herzfrequenzüberwachung!)

9 Asthma bronchiale

oder:

Trockeninhalation:
- bei Kindern < 2 Jahre über einen Spacer
- bei Kindern > 2 Jahre Inhalation auch über ein Dosieraerosol (Apsomol®, Epaq®, Berotec® 2–4 Hübe alle 20 Minuten). Ist eine Inhalationstherapie nicht möglich, dann kann im Notfall auch eine subkutane Applikation von Terbutalin (0,005 – 0,01 mg/kg) erfolgen [76].

> **Merke:** Frühzeitig Gabe von Steroiden bei akuter Symptomatik. Solu-Decortin H (Prednisolon) mit 1–2 mg/kg i.v. bzw. p.o. repetitiv oder wenn kein Zugang möglich: Rectodelt® 100 mg rektal.

Zudem supportive Therapie:

- Beruhigung des Kindes und der Eltern
- Beibehaltung der sitzenden Lagerung (möglichst bei der Bezugsperson)
- Sauerstoff über Maske/Nasenbrille je nach Sättigung (bei Werten < 92 %).

Je nach Schweregrad des Asthmaanfalls wird die Therapie intensiviert. Siehe Algorithmus 21.4 „Asthmaanfall".

9.2.2 Intubation beim Status asthmatikus

Atropin®	0,01 – 0,02 mg/kg i.v.
Ketamin®	2–4 mg/kg i.v. oder
Thiopental®	3–5–10 mg/kg i.v. oder
Propofol® 0,5 %	2–4 mg/kg i.v. (bei 0,5 % keine Venenreizung)
Propofol® 1 %	2–4 ml/kg i.v. (Cave: Venenreizung)

Relaxierung mit Vecuronium 0,1 mg/kg i.v. oder Atracrium 0,5 mg/kg i.v.

Beatmung mit niedrigem PEEP, niedrigen Frequenzen, ggf. höhere Beatmungsdrücke, höhere CO_2-Werte akzeptieren (permissive Hyperkapnie) [41, 44].

10 Allergische Reaktion – Anaphylaxie

Bei Kindern werden allergische Reaktionen häufig durch Nahrungsmittel, Tierhaare oder Insektenstiche ausgelöst.

10.1 Symptome der allergischen Reaktion

Die allergische Reaktion kann sich durch wenig beeinträchtigende Beschwerden wie Rhinorrhoe, juckende Augen oder einen Hautausschlag zeigen. Im Extremfall (Anaphylaxie) tritt ein Schleimhautödem mit Atemnot auf und es kann zum Kreislaufversagen kommen.

In der Notfallambulanz werden Kinder meistens mit einem Quinckeödem, welches umfangreiche Formen annehmen kann, vorgestellt. Das auslösende Agens ist meistens nicht sicher zu benennen.

10.2 Therapie der allergischen Reaktion

1. Allergenexposition meiden (Augen, Haare, Hände waschen)
2. Bei Medikamentenapplikation: sofort Infusion stoppen, Infusionsschlauch komplett wechseln

Bei stabiler Atmung und stabilem Blutdruck:

- i.v.-Zugang legen
- Dimetindenmaleat (Fenistil®, rasche Wirkung bei oraler Resorption): 0,02–0,1 mg/kg i.v./p.o. bzw. 20 Tropfen max. p.o. (*Cave:* Hypotonie) alternativ
- Clemastin (Tavegil®), Dosis: 0,03 mg/kgKG i.v. oder
  bis 6 Jahre 1 mg (= 2,5 ml $\triangleq$ ½ Ampulle),
  > 6 Jahre 2 mg,
  > 12 Jahre 4 mg langsam i.v.
- Ranitidin (Zantic®) 2 mg/kg langsam i.v.

Bei Dyspnoe und Hypotonie (Kreislaufsymptomatik):

- Sauerstoffgabe
- Inhalation mit Bronchodilatatoren (max. 20 Tropfen Sultanol $\triangleq$ 5 mg) oder Suprarenin pur (bei inspiratorischem Stridor) ggf. repetitiv

10 Allergische Reaktion

- Bei oraler Schleimhautschwellung Prednisolon (Solu decortin H®) 10 mg/kg **i.v.**
- Zweiter i.v. Zugang (ggf. intraossäre Kanüle)
- Fortecortin 0,5 mg/kg i.v.
- Adrenalin 10 µg/kg **i.m.**/s.c. (Suprarenin® 1 : 10.000, 0,1 ml/kg) oder
- Adrenalin (Suprarenin® 1 : 1.000) 0,1 ml je 10 kg **i.m.** (bei i.m. Applikation Wirkungseintritt nach ca. 8 Minuten), **nur im Schock** i.v.
- Volumenbolus: Jonosteril / Ringer-Lactat 20 ml/kg, ggf. repetitiv bis zu 60 ml/kg bzw. hämodynamische Stabilisierung; HAES/Voluven 6 % bei Kindern > 8 Jahre zusätzlich bis 20 ml/kg (die bei Erwachsenen beschriebenen Nierenschädigungen bei hoher Dosis sind im Kindesalter nicht bekannt)

11 Dehydratation im Säuglings- und Kindesalter

Der akute Verlust von Wasser und/oder Elektrolyten führt beim Kind deutlich rascher als beim Erwachsenen zu einer Volumenreduktion des extrazellulären, selten auch des intrazellulären Füssigkeitsraumes. Durch eine verminderte Aufnahme oder eine vermehrte Abgabe von Flüssigkeit oder die Kombination beider Mechanismen kann bei Kindern sehr schnell eine Exsikkose entstehen. So kann ein gastrointestinaler Infekt zu einer ausgeprägten Dehydratation führen, aber auch mangelnde Flüssigkeitszufuhr oder hohes Fieber. Ein Diabetes mellitus kann ebenso wie ein Diabetes insipidus eine lebensgefährliche Exsikkose verursachen.

Je nach Menge des Körpergewichtsverlustes und nach klinischer Einschätzung sowie nach Alter des Patienten wird die Dehydratation in drei Schweregrade eingeteilt (Tab. 2):

Tab. 2: Einteilung der Dehydratation anhand des geschätzten Gewichtsverlustes und des Alters

	Säuglinge	Kinder
Leichte Dehydratation	Bis 5 % Gewichtsverlust	Bis 3 % Gewichtsverlust
Mäßige Dehydratation	5–10 % Gewichtsverlust	3–6 % Gewichtsverlust
Schwere Dehydratation	> 10 % Gewichtsverlust	> 6 % Gewichtsverlust

Die klinischen Zeichen der Dehydratation sind Durst, trockene Haut und Schleimhäute, verminderte periphere Perfusion (kapillärer Refill > 3 sec), stehende Hautfalten, halonierte Augen, Tachykardie, eine eingefallene Fontanelle bei Säuglingen und ein insgesamt reduzierter Allgemeinzustand mit Unruhe bis hin zur Lethargie.

11 Dehydratation im Säuglings- und Kindesalter

> **Merke: Dehydratation > 5 %:** 3 von 4 Zeichen: reduzierter AZ, trockene Schleimhäute, verlängerte kap. Rückfüllung (> 3 sec), Weinen ohne Tränen

Für eine leichte bis mäßige Dehydratation ist die orale Rehydratationstherapie (ORT) die Therapie der Wahl. Wobei es gilt: je kleiner der Patient ist, desto großzügiger sollte die Indikation zur parenteralen Rehydratation gestellt werden.

Ziele bei oraler Dehydratation:

Leichte Dehydratation: 50 ml/kg in 4h

Mäßige Dehydratation: 100 ml/kg in 4h,

danach jeweils weiter mit normaler Ernährung und Flüssigkeitszufuhr (Tagesbedarf).

Falls nach Beendigung dieser Zeit weiter massive Verluste zu verzeichnen sind, ggf. i.v. Rehydrierung.

> **Merke:** Der Blutdruck als Vitalparameter ist kein verlässlicher Parameter zur Einschätzung des Flüssigkeitshaushaltes, da er durch Vasokonstriktion (kalte Extremitäten) trotz Volumenmangel noch längere Zeit normal sein kann.

Liegt eine schwere Dehydratation oder eine Schocksituation vor, so ist eine stationäre Aufnahme und i.v. Rehydrierung notwendig.

Der Volumenbedarf errechnet sich aus dem Erhaltungsbedarf und dem Korrekturbedarf (Defizit).

Cave: Die präklinische Rehydratation erfolgt mit Jonosteril oder mit Ringer-Lactat. Wird zu viel von Ringer-Lactat-Lösung oder von physiologischer NaCl-Lösung 0,9 % infundiert, kann eine hyperchlorämische Dilutionsazidose entstehen.

Im Anschluss daran sollte eine balancierte Vollelektrolytlösung mit 5 % Glukosezusatz (z.B. Deltajonin G5®) infundiert werden.

Dehydratation im Säuglings- und Kindesalter 11

Grundsätzlich müssen unter Therapie engmaschige Laborkontrollen (Elektrolyte, Blutgasanalysen, Creatinin, Gesamteiweiß) durchgeführt werden; Elektrolytzusätze, v.a. Kalium sollte erst nach Einsetzen einer ausreichenden Diurese substituiert werden. Je nach Serumnatriumgehalt werden verschiedene Dehydratationsformen unterschieden (Tab. 3).

Tab. 3: Einteilung der Dehydratation

	Serum-Natrium	mögliche Ursachen	Häufigkeit
hypertone Dehydratation	> 145 mmol/l	Diabetes insipidus	25 %
isotone Dehydratation	135–145 mmol/l	Durchfall, Erbrechen	65 %
hypotone Dehydratation	< 135 mmol/l	Mucoviszidose, Addison-Syndrom, Wasserintoxikation, Diarrhoe, chronische Niereninsuffizienz	10 %

Parenterale Flüssigkeitstherapie bei schwerer Dehydratation

1. *(1. Stunde)*
   Jonosteril oder Ringerlactat-Bolus 20 ml/kg i.v → Durch rasches Auffüllen des Blutvolumens soll der Übergang in eine Schocksituation vermieden werden.
   Bei prolongiertem Schock: repetitive Gabe von Boli einer Vollelektrolytlösung
2. 2.–24. Stunde Vollelektrolytlösung mit 5 % Glukose (Deltajonin G5®) = *Defizitersatz* plus Zufuhr des *täglichen Bedarfes* für 23 h (Vollelektrolytlösung mit 5 % Glukoselösung [Deltajonin G5®])

11 Dehydratation im Säuglings- und Kindesalter

Defizit:	Geschätzt anhand der Schwere der Exsikkose in Prozent des Körpergewichtes: z.B. bei **einem Körpergewicht von 10 kg 5 % Exsikkose: 500 ml Rehydratationsbedarf**
täglicher Erhaltungsbedarf:	bis 10 kg: 100 ml/kg
	10–20 kg: 50 ml/kg
	> 20 kg: 20–25 ml/kg
bzw.:	
4 ml/kg/h:	< 10 kg
2 ml/kg/h:	10–20 kg
1 ml/kg/h:	für jedes KG > 20 kg

11.1 Isotone Dehydratation

Durch den gleichmäßigen Verlust von Wasser und Natrium entsteht die isotone Dehydratation. Ursächlich hierfür sind Erbrechen, Gastroenteritis, Ileus, Verlust von Körperflüssigkeiten über Wunden und Drainagen.

Die Therapie erfolgt nach dem generellen Schema (s.o.). Zunächst Jonosteril-Bolus oder Ringer-Lactat über eine Stunde, in den folgenden 23 Stunden Dehydratation mit einer Vollelektrolytlösung mit 5 % Glukoselösung (Deltajonin G5®).

11.2 Hypertone Dehydratation

Diese Erkrankung kommt durch einen erhöhten Wasserverlust in Relation zur Natriumausscheidung zustande. Der Diabetes insipidus ist hierfür eine klassische Grunderkrankung. Weitere Ursachen sind gastrointestinale Wasserverluste, Fieber, verminderte Flüssigkeitszufuhr oder falsch konzentrierte Säuglingsnahrung.

Die klinischen Symptome zeigen sich durch eine feste, nicht trockene Haut, eine Tachypnoe und Tachykardie sowie in ausgeprägten Fällen durch Somnolenz, Lethargie, Koma und Krampfanfälle.

> **Merke:** Bei zu schnellem Ausgleich des Wasserdefizits kann ein Hirnödem entstehen; deshalb ist eine schrittweise Anpassung der Infusionstherapie notwendig, eine orale Flüssigkeitszufuhr muss, so lange die Hypernatriämie besteht, eingeschränkt werden.

Die Behandlung wird durch einen Volumenbolus von Jonosteril/ Ringer-Lactat eingeleitet!

Die Senkung der Natriumkonzentration im Serum darf 1 mmol/h nicht überschreiten.

Nach dem initialen Volumenbolus Umstellung auf eine halbisotone Infusionslösung. Eine regelmäßige Natriumkontrolle ist nötig.
Keine Gabe von Tee (enthält keine Elektrolyte), solange noch eine Hypernatriämie besteht.

Krampfanfälle werden mit Diazepam oder Phenobarbital behandelt.

11.3 Hypotone Dehydratation

Kommt es zu einem Verlust von Natrium und Wasser, wobei der Natriumverlust stärker ist und die Natriumkonzentration im Serum unter 130 mmol/l fällt, spricht man von einer hypotonen Dehydratation. Aufgrund von Wasserverschiebungen ist das extrazelluläre Volumen stark erniedrigt. Ein klassisches Krankheitsbild dafür ist das Adrenogenitale Syndrom (AGS). Weitere Ursachen sind chronische Niereninsuffizienz und ausgeprägte Diarrhoe.

Typische Frühsymptome hierfür sind *Instabilität der Kreislaufsituation* (Tachykardie, Hypotonie) und zunehmende Lethargie.

Die Therapie besteht in der Substitution isotoner Kochsalzlösung, welche nach Laborkontrolle zusätzlich mit NaCl 5,85 %® oder Natriumbicarbonat (*Cave:* hohe Osmolarität) angereichert werden kann.

Die **Initialtherapie** besteht wie bei den anderen Formen der Dehydratation in der Gabe eines Jonosteril-Bolus. Anschließend sollte die Infusion (NaCl 0,9 %) mit NaCl 5,85 % oder Natriumbicarbonat 8,4 %

11 Dehydratation im Säuglings- und Kindesalter

angereichert werden. Die Menge des Zusatzes wird nach Höhe des Natriumdefizites berechnet:

Natriumbedarf in mmol = (135 − aktuelles Serum-Natrium) × 0,5 × kgKG

Faustregel: Gabe von 1 ml/kg

NaCl 5,85 % oder Nabic 8,4 % unbedingt wegen der hohen Osmolarität mit Glukose 5 % oder Aqua 1 : 1 oder 1 : 2 verdünnen.

12 Neurologische Notfälle

Der neurologische Notfall kann im Rahmen einer Erkrankung des Nervensystems oder als Begleiterkrankung einer anderen Grunderkrankung auftreten. Die Symptomatik ist in beiden Fällen oft die gleiche, so dass zur Diagnosefindung außer einer gründlichen körperlichen Untersuchung und der Bestimmung von Laborwerten auch technisch-apparative und bildgebende Verfahren benötigt werden.

Repräsentativ sollen hier der Fieberkrampf und der Status epilepticus behandelt werden.

12.1 Fieberkrampf

Fieberkrämpfe werden generell in zwei unterschiedliche Gruppen eingeteilt:

Einfache und **komplizierte** Fieberkrämpfe:

Diese Einteilung hat jedoch für die primäre notfallmäßige Therapie keine Relevanz und soll deshalb nur kurz erläutert werden:

- Der **einfache** Fieberkrampf ähnelt von seinem Erscheinungsbild einem zerebralen Krampfanfall, er ist der häufigste Gelegenheitsanfall. 3–5 % aller Kinder haben solch einen Krampfanfall bis zum 6. Lebensjahr.
- Er tritt im Alter > 6 Monate und < 6 Jahre auf, mit einer Dauer < 15 Minuten bei einer Temperatur > 38,5 °C
- Es liegt kein generelles Krampfleiden vor und der Patient hat keine zerebrale Grunderkrankung, keine akute Stoffwechselstörung oder Meningitis
- Sehr geringes Epilepsierisiko

Ein häufiger Auslöser ist das Humane Herpes-Virus Typ 6 (in 20–30 % der Fälle) [41].

- Der **komplizierte** Fieberkrampf dauert länger als 15 Minuten und kann in Serien im gleichen Infekt mit einer Dauer > 30 min auftreten.
- Die Kinder sind < 6 Monate oder ≥ 6 Jahre alt.
- Er zeigt fokale Anfallszeichen.
- Postiktal können Paresen auftreten.

12 Neurologische Notfälle

Es liegt häufig eine zerebrale Vorschädigung vor bzw. es besteht eine familiäre Belastung für Epilepsie.

> **Merke:** Bei jedem Fieberkrampf muss differentialdiagnostisch an eine Meningitis oder Endophalitis gedacht werden.

12.1.1 Diagnose

Die *einfachen* Fieberkrämpfe (80 % der Fälle), die häufiger als die *komplizierten* (20 % der Fälle) auftreten, äußern sich meist als generalisiert tonisch-klonische Krämpfe. Gewöhnlich beobachtet man Infektkrämpfe zu Beginn einer fieberhaften extrazerebralen Infektion. Klassischerweise im Fieberanstieg, gelegentlich begleitet von diskreten Meningismuszeichen.

Eine antiepileptische Therapie wird nach einem einmaligen, aber auch nach mehrfachen einfachen Fieberkrämpfen nicht empfohlen, da Valproat oder Phenobarbital zwar eine gute Therapie darstellen würden, ihre Nebenwirkungen den Benefit der Krampfvermeidung jedoch nicht überwiegen. Ungefähr ein Drittel aller Kinder mit einem Fieberkrampf erleiden einen weiteren [40].

12.1.2 Therapie

Bis zum Eintreffen des Notarztes sistieren die meisten Fieberkrämpfe meist schon und bedürfen außer einer Antipyrese oft keiner weiteren Therapie. Eine stationäre Abklärung sollte jedoch in jedem Fall erfolgen. Eine Hypoglykämie muss ausgeschlossen werden. Es ist nicht zwingend notwendig, dem Kind eine Infusion zu legen.

Eine medikamentöse Unterbrechung des Krampfanfalls ist erst ab einer Dauer > 3 Minuten notwendig:

Ohne i.v.-Zugang:

Diazepam: Neugeborene: ½ Rectiole 5 mg
< 15 kg: 5 mg Rectiole
> 15 kg: 10 mg Rectiole

Schulkind: 10–20 mg Rectiole p.o.
(*Cave:* Atemdepression)

Lorazepam: (Tavor® Expidet: buccal, intranasal):
< 20 kg: 1 mg
> 20 kg: 2 mg
Chloralhydrat: 30–50 mg/kg rektal

Mit i.v.-Zugang:

Lorazepam (Tavor®) 0,05–0,1 mg/kg über 2 min (max. 2 mg)
oder: Clonazepam (Rivotril®) 0,01–0,05 mg/kg (max. 6 mg; *Cave:* Atemdepression, Hypotension, Laryngospasmus)
oder: Diazepam 0,25–0,5 mg/kg
oder: Midazolam (Dormicum®) 0,2 mg
nasal oder buccal

Kinder, die bereits einen Fieberkrampf hatten, sollten ab einer Körpertemperatur von 38,5 °C Antipyretika erhalten.

Bei anhaltendem Krampfanfall kann eine Dauerinfusion mit Dormicum (Midazolam) begonnen werden. In einer Dosis von 0,1–0,3 mg/kgKG/H.

Cave: Atemdepression

Auf der Intensivstation mit einem begleitenden eEEG (amplitudenintegrierten EEG).

12.2 Zerebraler Krampfanfall und Status epileptikus

12.2.1 Diagnose

Ein zerebraler Krampfanfall kann sowohl idiopathisch, als auch durch eine hirnorganische Erkrankung (raumfordernde Prozesse, Entzündungen, Trauma, Intoxikationen) oder eine körperliche Erkrankung (Stoffwechsel- oder Elektrolytstörung) begründet sein.

Die Definition eines Status epilepticus ist erfüllt, wenn ein zerebraler Anfall länger als 30 Minuten oder rezidivierend ohne zwischenzeitliche Bewusstseinsaufklarung andauert. Wie auch bei den Erwachsenen kann es zum Einnässen/Einkoten, zum Zungenbiss oder auch zum Erbrechen kommen.

12 Neurologische Notfälle

> **Merke:** Bei Kindern muss jeder erste Krampfanfall, auch ein Fieberkrampf, stationär abgeklärt werden.
> *Cave:* Eine Meningitis muss ausgeschlossen werden.

12.2.2 Therapie

Jeder Krampfanfall, der sich nicht in kürzester Zeit ($\leq$ 2 min) selbst limitiert, muss medikamentös kupiert werden.

Die Grundlage bildet die Sicherung der Vitalfunktionen. Bei einer Bewusstseinstrübung sollte der Patient in stabile Seitenlage gebracht werden. Zur Basisdiagnostik eines Krampfanfalls gehört die Bestimmung des Blutzuckers. Bei einer Hypoglykämie sollte eine Glukose-Infusionslösung 10 % 2–3 ml/kg bzw. bei Glukose 20 % 1–2 ml/kg (*Cave:* hohe Osmolarität) i.v. gegeben werden [41].

Gelingt es nicht, einen i.v.-Zugang zu legen, so ist Diazepam (im Ausnahmefall Chloralhydrat) rektal zu applizieren. Bei anhaltendem Status epilepticus sollte jedoch auch nicht gezögert werden, eine intraossäre Kanüle zu legen.

Bei einem durch eine Hypoglykämie ausgelösten Krampfanfall kann eine hochprozentige Glukoselösung (40 %) auch in kleinen Mengen bei einem danach wachen Kind **oral** gegeben werden. *Cave:* Aspirationsgefahr.

Das Mittel *erster Wahl* in der antikonvulsiven Therapie im **Akutfall ist Diazepam**. Als Rectiole 5–10 mg rektal je nach Gewicht, intravenös 0,2–0,5 mg/kg (*Cave:* Atemdepression!). Alternativ: Midazolam nasal oder buccal 0,2–0,5 mg/kg (benutzt wird zu diesen Applikationen die i.v.-Lösung) oder Lorazepam (Tavor expidet®, bis 20 kg 1 mg, darüber 2 mg).

Sollte der Anfall damit *nach 10 Minuten* nicht durchbrochen sein, sollte Lorazepam 0,05–0,1 mg/kg i.v. oder Clonazepam (Rivotril®) 0,01–0,05 mg/kg verabreicht werden. Bei Kindern unter 2 Jahren Pyridoxin (Vitamin B_6) i.v. 100 mg.

Bei unzureichender Wirkung kann die Gabe von Phenobarbital oder Phenytoin erwogen werden. Vor allem bei tonischen Krampfanfällen sollte Phenytoin 15–20 mg/kg (max. 1,5 g) oder Phenobarbital (initial 5–10 mg/kgKG, max. 20 mg/kgKG) verabreicht werden.

Cave: Phenytoin nur in NaCl 0,9 % oder Aqua lösen, bei laufender Glukoseinfusion ausreichend vorher und nachher durchspülen (Phenytoin ist sehr alkalisch, deshalb möglichst über separaten i.v.-Zugang; Phenytoin kann bei Kontakt mit anderen Medikamenten auskristallisieren). Die Infusion sollte über einen Zeitraum von 30 Minuten appliziert werden.

Cave: Bradykardien und Rhythmusstörungen

Unter intensivmedizinischer Überwachung kann Midazolam (0,1–0,4 mg/kg/Stunde) oder Thiopental (5 mg/kgKG als Bolus) oder 3–4 mg/kg/Stunde als Dauerinfusion notwendig werden (Online-EEG-Überwachung).

Siehe auch Anhang 21.5 Status epilepticus, Notfallversorgung.

13 Intoxikationen

Primär müssen Ingestion und Intoxikation unterschieden werden. Die Ingestion bezeichnet die orale Aufnahme einer Substanz. Bei kindlichen Intoxikationen handelt es sich meist um orale Aufnahmen. Es kann aber außer der oralen Aufnahme auch durch Inhalation oder durch dermale (5–7 % aller Expositionen) oder occuläre Exposition zu Ingestionen/Intoxikationen kommen. Eine Exposition ist nur dann eine Intoxikation, wenn Symptome auftreten.

> **Merke:** Die Ingestion oder Intoxikation sind bei Kindern um ein Vielfaches häufiger als bei Erwachsenen (rund 75 % aller Anfragen an die Vergiftungszentrale Berlin, 54 % aller Anfragen an die Vergiftungszentrale Baden-Württemberg und 51 % aller Anfragen an die Vergiftungszentrale-Nord z.B. betreffen Personen unter 14 Jahren – Daten von 2015). Kinder im Alter zwischen sechs Monaten und drei Jahren sind am häufigsten betroffen. Intoxikationen sind bei Jugendlichen die dritthäufigste Todesursache [63].

Die häufigsten Vergiftungsursachen im Kleinkindesalter sind Haushaltschemikalien, Reinigungsmittel und Drogerieprodukte; an zweiter Stelle stehen Medikamente, gefolgt von der Einnahme von Pflanzen bzw. Pflanzenteilen.

Bei Jugendlichen handelt es sich bei 63 % um eine Intoxikation durch Alkohol, wobei zunehmend neuere „Designerdrogen" („Spice" [bestehend aus einem synthetischen Cannabinoid und verschiedenen getrockneten Pflanzenteilen], „Badesalze") wichtig werden und die Klassiker wie Kokain, Heroin und Cannabinoide ablösen.

Bevor eine Therapie eingeleitet wird, muss eine Anamnese erhoben werden, um den Gefahrstoff zu identifizieren und die Menge zu bestimmen. Weiter sollte der Zeitpunkt der Ingestion eruiert werden.

6 W-Fragen:

Wer (Alter/Gewicht),
Womit (genauer Name des Produktes),

Wieviel,
Wann,
Welche Symptome,
Was bisher unternommen.

Zur Diagnostik außerhalb des Krankenhauses kann das EKG hilfreich sein.

- Verlängerung PR-Intervall: bei Kalziumantagonisten (Antidot: Gabe von Kalzium), Digitalis oder β-Blockervergiftung (Hypoglykämie?)
- Verlängerung der QRS-Dauer: Vergiftung mit Natriumkanalblockern (Antiarrhythmika der Klasse I), Trizyklische Antidepressiva, neue Antihistaminika, SSRI
- Ventrikuläre Tachykardien/Verbreiterter QRS-Komplex: Antidot: Gabe von Natriumbicarbonat (1–2 mmol/kgKg als Bolus)

Wertvolle Hilfe bieten die Vergiftungszentralen bzw. die Beratungsstellen der verschiedensten Organisationen (siehe Liste im Kapitel 13.4). Aber auch Medien wie das Internet bieten die Möglichkeit, schnelle und umfassende Informationen zu erhalten (www.giftberatung.de).

> **Merke:** Bei jeglicher Unsicherheit in Bezug auf Diagnostik oder Therapie immer Hilfe bei einer geeigneten Vergiftungszentrale einholen.

13.1 Primäre Giftelimination

Eine Verbesserung der Prognose durch primäre Giftentfernung ist nicht nachgewiesen. Eine Reduktion der Giftaufnahme ist im Allgemeinen nur dann zu erwarten, wenn kurze Zeit nach der Ingestion die Giftelimination beginnt (max. 60 min).

Generell gilt [46]:

➢ Strenge Beachtung der „Ein-Stunden-Regel". Die wiederholte Gabe von Aktivkohle (ggf. nach 4 h zweite Gabe) kann sinnvoll sein, um eine Nachresorption zu verhindern, somit zur primä-

ren Giftentfernung dienen oder eine sekundäre Giftentfernungsmaßnahme darstellen
➢ Immer Aufklärung über mögliche Komplikationen bei der Giftentfernung.

13.1.1 Aktivkohle

Indikation:

- Einnahmezeitpunkt der Substanz < 1 Stunde
- Aufnahme einer potenziell toxischen Menge einer Substanz
- Unklare Einnahmemenge und Substanz

Kontraindikationen:

- Bewusstseinstrübung mit ungeschütztem Atemweg führt zu erhöhter Respirationsgefahr
- Verletzungen des Gastrointestinaltraktes

Dosis: 0,5–1 g/kgKG, mindestens 10facher Überschuss zum Gift, bei vollem Magen mehr.

Bei verschiedenen Medikamenten ist die Kohlegabe auch 1 h nach Einnahme noch indiziert [46]:

- Retardtabletten
- Carbamazepin
- Phenobarbital
- Theophyllin
- Dapson (Antibiotikum)
- Acetylsalicylsäure
- Digoxin/Digitoxin
- Paraquat/Deiquat
- Phenprocoumon (Marcumar)
- Chinin
- Colchicin
- Hochtoxische Pflanzenschutzmittel
- Trizyklische Antidepressiva

Nicht sinnvoll ist Aktivkohle bei: Alkohol, Pestiziden und Insektiziden, Säuren und Laugen, Lithium, Eisensalzen, Zyaniden.

13.1.2 Induziertes Erbrechen (durch Reizung der Rachenhinterwand/Magensonde) oder bevorzugt die Gabe von Ipecac (Magensonde herausnehmen)

Indikationen:

- Darf nur in Erwägung gezogen werden, wenn der Patient wach ist
- < 60 Minuten nach Einnahme der Substanz und bei potenziell toxischen Dosen

Kontraindikationen:

- Ungesicherte Atemwege
- Die aufgenommene Substanz lässt verminderte Schutzreflexe oder Reanimationsmaßnahmen innerhalb der nächsten 60 Minuten erwarten
- Aufnahme ätzender Substanzen

Falls doch Erbrochenes oder Magenspülflüssigkeit gewonnen wurde, dann sind sie unbedingt für toxikologische Untersuchungen zu asservieren. Zudem sollte Urin asserviert werden.

> **Merke:** Induziertes Erbrechen ist kontraindiziert bei Säuglingen unter sechs Monaten, zu langer Latenzzeit nach der Einnahme, Bewusstseinstrübung oder bei reduzierten Schutzreflexen sowie bei Ingestion von Laugen, Säuren, Spülmitteln und Kohlenwasserstoffen.
> **Eine generelle Indikation zur Gabe von Ipecac gibt es nicht!**

13.1.3 Magenspülung und Medikamente

Eine Magenspülung sollte nur bei einer lebensbedrohlichen Vergiftung durchgeführt werden und nur dann, wenn die Einnahme nicht länger als **eine Stunde** her ist.

Dabei ist die Bewusstseinslage des Patienten genau zu überprüfen. Bei extremer Gegenwehr sollte wegen des Aspirationsrisikos auch keine Kohle gegeben werden.

Eine Kohlegabe über eine Magensonde sollte nur bei einer potenziell schweren Vergiftung erfolgen, falls kein Erbrechen durch Ipecac hervorgerufen werden kann.

13 Intoxikationen

Eine spätere Magenspülung kann indiziert sein bei:

- Carbamazepin (endoskopisch)
- Ingestion einer sehr großen Menge Retardtabletten
- Arsenik
- Eisen
- Anderen Schwermetallen
- Paraquat/Deiquat
- Zinkphosphid

Wenn eine Magenspülung sicher indiziert ist, dann sollte sie in Intubationsnarkose und mit einer Magensonde durchgeführt werden, deren Schlauchdurchmesser möglichst groß ist, um eine Okklusion des Lumens durch feste Nahrungsbestandteile zu vermeiden. Nach Aspiration von Magensaft wird mit 0,9 %-iger NaCl-Lösung mehrfach gespült. Pro Spülgang werden 5–10 ml/kg KG verwendet.

Eine **Darmspülung** sollte nur bei Vergiftungen mit Eisentabletten, Drogenpäckchen oder Arzneimitteln mit verzögerter Wirkstofffreisetzung erwogen werden.

13.1.4 Laxantien

Die gemeinsame Gabe von Kohle und Laxantien wird nur in Ausnahmesituationen empfohlen. Bei wiederholter Kohlegabe sollte ein Abführmittel nur einmalig gegeben werden.

Dosierung: Glaubersalz (Natriumsulfat): 0,25 g/kg, maximal 20 g per os Sorbitol 1–2 g/kg per os

13.2 Sekundäre Giftelimination

13.2.1 Hämofiltration/Dialyse

Die Indikation ist nur in wenigen speziellen Fällen gegeben; zuerst sollte eine primäre Giftelimination angestrebt werden. Eine Hämofiltration/Dialyse sollte erst nach Rücksprache mit einer Vergiftungszentrale erfolgen. Die personellen und technischen Voraussetzungen sind meist nur in Zentren vorhanden.

13.2.2 Antidottherapie

Die Wirkungsmechanismen der Antidote sind recht unterschiedlich; zum einen können Toxine gebunden werden (z.B. Digoxin, Schwermetalle), zum anderen wirken die Antidote kompetitiv. So verdrängt z.B. Naloxon die Opioide von ihren Rezeptoren, Flumazenil die Benzodiazepine vom Rezeptor, Atropin reduziert die Wirkung der Alkylphosphate (Kap. 22.1).

13.3 Gift- und Gefahrstoffe

Die folgende Zusammenfassung stellt eine kurze Synopsis von Substanzen dar, mit denen sich Kinder häufig vergiften. Daneben werden auch Substanzen genannt, die häufig als toxische Substanz gelten, obwohl sie atoxisch sind.

Acetylsalicylsäure (ASS)

Die toxische Einzeldosis beginnt bei Schulkindern und Erwachsenen mit 100–150 mg/kg (Poisindex®, [61]). Säuglinge und Kleinkinder sollten ab einer Dosis von > 75 mg/kgKG mindestens 6 h überwacht werden [56].

Symptome: Übelkeit, Erbrechen, Bauchschmerzen, metabolische Azidose, Tachypnoe (entsteht v.a. weil ASS direkt das Atemzentrum aktiviert). Die Hyperventilation kann initial zu einer über mehrere Stunden andauernden Alkalose führen. Die Hyperventilation sollte nicht durch Sedativa unterdrückt werden, da dies die kardiale Toxizität der Salizylate erheblich erhöhen würde (Gefahr der Asystolie). Zudem kann es zu Hyperthermie, Agitation und Verwirrtheit sowie einer Entgleisung des Wasser- und Elektrolythaushalts kommen.

Therapie: Primäre Giftelimination: Magenspülung ab 300 mg/kg bei Kindern, ab 400 mg/kg bei Erwachsenen. Spiegelbestimmung, Aktivkohle (bis 4h p.i.), Glaubersalz. Alkalisierung mit Natriumbicarbonat unter laufender Labor- und BGA-Kontrolle. Gute renale Elimination, evtl. Urinalkalisierung, Hämodialyse bei drohendem Nierenversagen oder hohen Blutspiegeln.

13 Intoxikationen

Alkohol (Ethanol)

Die toxische Grenze liegt bei Säuglingen bei 0,2 g/kg, Werte über 1,5 g/kg führen zum Koma; je kleiner die Kinder sind, desto geringer ist die Toleranz.

Bei der Ingestion von **sicher nicht mehr als einem** Schluck hochprozentigem Ethanol kann das Kind bei zuverlässiger Betreuung zu Hause überwacht werden (mindestens 3 h). Zur Vermeidung einer Hypoglykämie sollte süße Flüssigkeit gegeben werden (aus [47]).

Bei Auftreten von Symptomen ist unverzüglich eine Kinderklinik aufzusuchen.

Symptome: klassische Trunkenheitszeichen bis zum Koma, Hypoglykämie, Krämpfe.

Therapie: Spiegelbestimmung, Intensivüberwachung, Glukosesubstitution, bei hohen Spiegeln Giftelimination.

Beißring

Atoxische Flüssigkeit

Benzodiazepine

Durch eine große therapeutische Breite werden selten letale Dosen erreicht. Beginn der Symptomatik ist innerhalb von drei bis vier Stunden nach Ingestion zu erwarten (evtl. bereits nach wenigen Minuten).

Symptome: Ataxie, Müdigkeit bis zur Bewusstlosigkeit, Unruhe als Zeichen der paradoxen Reaktion, Muskelrelaxation, Kreislaufdepression mit Hypotonie und Tachykardie.

Therapie: Primäre Giftelimination bei Monointoxikation bis zu 1 Stunde nach Ingestion durch die Gabe von Aktivkohle. Bei drohender Ateminsuffizienz Intubation und Beatmung. Die Indikation für den spezifischen Benzodiazepinantagonisten Flumazenil (Anexate®) ist äußerst selten gegeben, da sich die Vergiftungserscheinungen meist spontan zurückbilden, kann aber beim Auftreten paradoxer Reaktionen zur Anwendung kommen.

Buntstifte

Atoxisch

Fingerfarben

Atoxisch

Fleckenentferner

Eine bunte Mischung (wenig bis sehr) giftiger Substanzen, immer mit Giftnotruf in Verbindung setzen.

Fluortabletten

Ab einer Dosis > 100 mg Fluorid: Gabe von Calcium (Milchprodukte).

Geschirrspülmittel (Maschine)

Privater Gebrauch: Schleimhautreizend, nicht ätzend, bei einzelnen Produkten Verätzungen möglich. Flüssigkeit, Vorstellung bei Symptomen.

Gewerblicher Gebrauch: Schon in kleinen Mengen starke Verätzungen → Mund ausspülen, klare Flüssigkeit nachtrinken → klinische Vorstellung

Kreide

Atoxisch

Maiglöckchen

Insgesamt als schwach giftig einzustufen.

Ovulationshemmer

Keine weiterführenden Maßnahmen. Es kann verspätet Übelkeit und Erbrechen auftreten, was über einige Tage anhalten kann, je nach Zusammensetzung kann es bei nicht geschlechtsreifen Mädchen zu Abbruchblutungen kommen.

Paracetamol (Acetaminophen)

Hier immer Kontakt mit einer Vergiftungszentrale!!

Nach einer einmaligen Paracetamolüberdosis < 150 mg/kg ist ohne Therapie beim Gesunden keine Leberschädigung zu erwarten. Bei Dosen ab 150 mg/kg muss eine Therapie mit ACC (Acetylcystein) begonnen werden. Bei Kindern kann unter bestimmten Umständen wie

13 Intoxikationen

Fieber, Virusinfektion, reduzierte Flüssigkeitsaufnahme (> führt zu gesteigerter Empfindlichkeit gegenüber Paracetamol) eine Einnahme von ab 80–90 mg/kg über 2–3 Tage bereits zu einer Leberschädigung führen.

Symptome: Nach einem relativ symptomarmen Intervall treten meist nach 6–14 h Übelkeit und Erbrechen auf. Nach kurzer klinischer Besserung für 24–48 h dann beginnende Gerinnungsstörungen, Oberbauchbeschwerden, Ikterus bis hin zur hepatischen Enzephalopathie.

Therapie: N-Acetylcystein-Schema i.v.

Spiegelbestimmung: Frühestens vier Stunden nach Ingestion, möglichst innerhalb von acht Stunden nach Ingestion.
Bei korrekter Behandlung ist die Prognose gut. Ansonsten Gefahr eines Leberversagens, einer Lebertransplantation.

Petroleum

Hier wird nicht die Inhalation der Öldämpfe, sondern die Aspiration der leicht flüchtigen und wenig viskösen Flüssigkeit gefürchtet. Sie kann, wenn sie in die Atemwege gelangt, eine chemische Schädigung auslösen. Dadurch kommt es zur Schädigung des Surfactant und konsekutiv zu Atelektasen, Pneumonie und ARDS.

Symptome: im Vordergrund stehen die respiratorischen Probleme.

Therapie: Keine primäre Giftelimination! Intubation und Beatmung, Intensivtherapie.

Puder

Bei Aspiration schwerste Krankheitsverläufe, nach kurzen heftigen Hustenattacken und Dyspnoe Übergang in ein symptomfreies Intervall (8–24 h), danach massive Lungenschädigung möglich, teilweise mit Todesfolge → stationäre Aufnahme und Bronchoskopie.

Handgeschirrspülmittel

Diese Substanzen sind schleimhautreizend und führen bei ca. 40 % der Betroffenen zu Übelkeit und Erbrechen, ggf. Durchfall.

Therapie: Entschäumer wie Sab Simplex nach Alter 1–2 Teelöffel, Flüssigkeitszufuhr per os (keine Kohlensäure), kein Erbrechen!

Intoxikationen

Trizyklische Antidepressiva

Bereits die Einnahme einer TMD (=Tagesmaximaldosis) kann deutliche Symptome zur Folge haben (TMD für Amitriptylin bei Erwachsenen liegt bei 2 mg/kg. Ab einer Dosis von 300 mg sollte eine stationäre Überwachung erfolgen. Fachinfo 150/300 mg [ambulant/stationär]). Als potenziell tödlich werden Dosen von 15–20 mg/kg gehandelt (Poisindex, [61]). Sie werden rasch und vollständig resorbiert. Stationäre Überwachung bei Kindern ab 1 mg/kg unter EKG-Kontrolle (24–48 h) [47].

Symptome: Anticholinerge Symptome wie Mydriasis, Miktionsstörungen, neurologische Auffälligkeiten wie Hyperreflexie, Agitation, paradoxe Erregungszustände, Krampfanfälle, Vigilanzstörungen bis zum Koma. Primär auftretende Tachykardien gehen bei zunehmender Resorption in bradykarde Rhythmusstörungen mit PQ und QT-Verlängerung und ST-Senkung über, die bis zum Herzstillstand führen können (die tödlichen HRS sind meist die aus QRS-Verbreiterung und seltener aus der QT-Verlängerung resultierenden tachykarden Rhythmusstörungen: VT, Kammerflimmern).

Therapie: Primäre Giftelimination durch Kohlegabe, kein Erbrechen auslösen, Magenspülung nur bei lebensbedrohlicher Vergiftung bis max. 3 Stunden nach Einnahme retardierter Tabletten.

Symptomatische Therapie bei Rhythmusstörungen mit Natriumbicarbonat (Ziel: Hoher pH-Wert von 7,45–7,50) und hochnormaler Natriumspiegel durch Gabe von $NaHCO_3$ 8,4 % 1–2 mmol/kg, zusätzlich Magnesium und ggf. Overdrive Pacing. Bei Hypotonie: Volumengaben. Bei TCA sollen kein Adrenalin und keine anderen Beta-2-mimetischen Katecholamine eingesetzt werden, weil es wegen der alphablockierenden Wirkung der TCA dann zwar zu einer gesteigerten Herzfrequenz (unnötig weil Patient bereits tachykard) aber zu einem erniedrigten systemischen Druck durch Vasodilatation kommt (Adrenalinumkehr).

13.4 Vergiftungszentralen

Berlin:
Giftnotruf der Charité
0 30 / 1 92 40

Bonn:
Informationszentrale gegen Vergiftungen
02 28 / 28 73 211

Erfurt:
Gemeinsames Giftinformationszentrum
03 61 / 73 07 30

Freiburg:
Vergiftungs-Informations-Zentrale
07 61 / 1 92 40

Göttingen:
Giftinformationszentrum Nord
05 51 / 1 92 40

Homburg/Saar:
Beratungszentrum für Vergiftungsfälle
0 68 41 / 1 92 40

Mainz:
Beratungsstelle bei Vergiftungen
0 61 31 / 1 92 40

München:
Giftnotruf München
0 89 / 1 92 40

Wien: Giftnotruf geschlossen

Zürich:
Schweizerisches Toxikologisches Informationszentrum
00 41 / 44 251 51 51

aus der Schweiz 145

14 SEPSIS

Die Sepsis ist definiert als eine lebensbedrohliche Erkrankung mit Dysfunktion der Organe aufgrund einer fehlregulierten Reaktion des Körpers auf eine Infektion.

Sie ist weiterhin die Hauptursache für Morbidität und Mortalität weltweit, obwohl sich das Outcome durch das Konzept einer zielgerichteten Therapie deutlich verbessert hat.

Die Mortalität der Kinder in den entwickelten Ländern liegt bei 10–20 %, in den Entwicklungsländern bei > 50 % [58, 77].

Der **Septische Schock** ist definiert als eine Sepsis mit notwendiger Vasopressortherapie, um den MAD ≥ 65 mmHG zu halten und einem Lactatanstieg > 2 mmol/l trotz agressiver Flüssigkeitstherapie.

Zur Festlegung eines **SIRS** (Systemic Inflammatory Response Syndrome), deren Kriterien 1991 in einer Konsenskonferenz festgelegt wurden, müssen mindestens zwei der vier folgenden Kriterien erfüllt sein:

SIRS:

- Temperatur > 38 °C oder < 36 °C
- HF > 90/min
- Atemfrequenz > 20/min oder ein $PacO_2$ < 32 mmHg
- Leukozytose > 12000 oder < 4000/ µl (oder > 10 % unreife Neutrophile im Differentialblutbild

Die **SOFA**-Einteilung (**S**epsis-related **O**rgan **F**ailure **A**ssessment) hilft zur Abschätzung der Mortalitätsrate (Tab. 4).

Ein Score von **mindestens oder mehr als 2 Punkten** geht mit einer Hospital-Mortalität von > 10 % einher.

In der Pädiatrie gibt es je nach Altersklasse unterschiedliche Erreger, die zu einer Sepsis führen können. Haupterreger für das Neugeborene sind die β-Streptokokken und Enterobakter-Spezies.

Im Kindesalter spielen Streptokokkus pneumoniae oder Meningokokken eine bedeutende Rolle.

Im folgenden Kapitel soll kurz die **allgemeine Sepsistherapie** der ersten Stunde („golden hour of shock") und die initiale und schon

Tab. 4: SOFA-Score

System	0	1	2	3	4
Respiration PaO_2/FiO_2, mmHg (kPa)	≥400 (53,3)	<400 (53,3)	<300 (40)	Beatmung <200 (26,7)	Beatmung <100 (13,3)
Gerinnung Thrombozyten, x 10^3/µl	≥150	<150	<100	<50	<20
Leber Bilirubin, mg/dl (µmol/l)	<1,2 (20)	1,2-1,9 (20-32)	2,0-5,9 (33-101)	6,0-11,9 (102-204)	>12,0 (>204)
Herz-Kreislauf Hypotonie Katecholamine µg/kg/min	MAD > 70 mmHg	MAD < 70 mmHg	Dopamin < 5 oder Dobutamin (jede Dosis)	Dopamin 5,1-15 oder Adrenalin ≤0,1 oder Noradrenalin ≤0,1	Dopamin >15 oder Adrenalin >0,1 oderr Noradrenalin >0,1
ZNS Glasgow Coma Scale	15	13-14	10-12	6-9	<6
Niere Kreatinin, mg/dl (µmol/l) Urinausscheidung, ml/Tag	<1,2 (<110)	1,2-1,9 (110-170)	2,0-3,4 (171-299)	3,5-4,9 (300-400) <500	>5,0 (>440) <200

aus: Vincent et al. Int Care Med 1996, 22: 707

durch den Notarzt einzuleitende Therapie bei V.a. Meningokokkensepsis (Waterhouse-Friderichsen-Syndrom s.u.) vorgestellt werden.

Ziel soll es sein, eine Sepsis so früh zu erkennen, dass sich daraus kein septischer Schock entwickelt und kein anhaltender Schaden für den Patienten entsteht.

Klinische Symptome der Sepsis:

1. **Hyperdyname Phase/Initialphase**: überwärmte Extremitäten, hohe Blutdruck-Amplitude, Verwirrtheit, reduzierte Urinproduktion, Hyperventilation
2. **Zentralisationsphase:** kühle Extremitäten, capillary refill > 3 sec., kleine Blutdruck-Amplitude, Tachykardie, Hypoxämie, Koma

Messbare Kriterien der Organdysfunktion bei Sepsis:

- Glasgow Coma Scale (GCS) < 11 (ohne vorliegende ZNS-Erkrankungen)
- Laktat > 1,6 mmol/l,
- Urinausscheidung < 1 ml/kg/Stunde
- Zentralvenöse Sättigung < 70 % (gemischtvenöse Sättigung < 65 %)

Septischer Schock:

Sepsis und kardiovaskuläre Organdysfunktion trotz adäquater Flüssigkeitstherapie $\geq$ = 60ml/kgKG isotonischer intravaskulärer Flüssigkeit in 1 Stunde

- Anhaltende Hypotonie (2 RR-Messungen < 3. Percentile altersjustiert
- Notwendigkeit einer Katecholamintherapie

Therapie

Notfalltherapie der ersten Stunde

(early goal directed therapy, golden hour of shock [59].)

> **Merke:** Entscheidend für den Verlauf ist das frühe Erkennen eines Schocks, der unverzügliche Beginn einer Antibiotikatherapie und eine intensive Flüssigkeitstherapie [60] (ggf. über einen intraossären Zugang). Bei flüssigkeitsfraktärem Schock Beginn einer Katecholamintherapie (ggf. auch über einen peripheren Zugang).

Kreislauftherapie:

- **Volumengabe:** Jonosteril bzw. Ringer-Acetat 20 ml/kg in 5–10 Minuten, repetitiv bis zu 60 ml/kg, je nach Blutdruck auch mehr (ggf. Gabe von Albumin) unter Beobachtung der Herzfrequenz und Kapillarperfusion
  Cave: Volumenüberladung > Herzinsuffizienz, > Lungenödem (Rasselgeräusche), > Lebervergrößerung
  F_iO_2-Erhöhung erforderlich, bei Hb < 10 g/dl Erythrozytenkonzentrat (15–20 ml/kg), Plasma (FFP), Thrombozytenkonzentrate
- **Katecholamintherapie:** Noradrenalin (bei warmem Schock), Adrenalin (bei kaltem Schock) zusätzlich bei schlechtem Blutdruck, Vasopressin zur Reduktion der Noradrenalindosis. Dobutamin (auch über peripheren Zugang möglich) bei Herzinsuffizienz
- **Oxygenierung:** frühzeitig: Sauerstoffmaske, bei zunehmender Hypoxie CPAP-Maske bzw. frühzeitig Intubation und Beatmung erwägen

14 SEPSIS

- **Antibiotikatherapie** (< 1 h nach Schockdiagnose, möglichst vorher Blutkulturen abnehmen): bei v.a. *Meningokokkensepsis* (Hauteinblutungen?): sofort Cefotaxim (200 mg/kg/die auf 4 Gaben verteilt).
- Hydrokortison 2x1 mg/kg/die (bei Kindern und V.a. NNR-Insuffizienz)
- Antipyrese ab 38,5 °C
- möglichst invasives Kreislaufmonitoring (Ziel: S_VO_2 > 70 %) zur Sedierung und Analgesie
- invasive Prozeduren mit Ketamin zur Sedierung und Analgesie, Zugabe von Atropin zur Reduktion der ketaminbedingten Hypersalivation

Tab. 5: Ursache der unterschiedlichen Schockformen

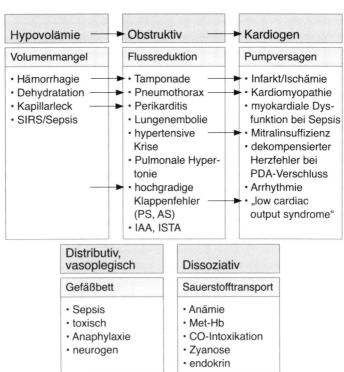

15 SIDS (Sudden Infant Death Syndrome) oder ALTE (Apparently Life Threatening Event) bzw. BRUE (Brief Resolved Unexplained Events)

Definitionen: Der SIDS wird als der „plötzliche Säuglingstod" bezeichnet.

Der Begriff ALTE wurde 1986 erstmals eingeführt und ersetzte den Begriff „Near Missed SIDS", um deutlich zu machen, dass es keine Evidenz gibt, das der „Near Missed SIDS" eine Verbindung mit dem wirklichen SIDS hat.

Allerdings ist dieser Begriff des ALTE 2016 durch die American Academy of Pediatrics überarbeitet und durch den Terminus BRUE (= Brief Resolved Unexplained Events) ersetzt worden (s.u.).

Die Häufigkeit des SIDS hat zwischen 1991 und 2010 um 84 % abgenommen [57], seither bleibt sie auf ähnlichem Niveau stabil. Grund dafür ist, dass die konsequente Rückenlage propagiert wurde. In den meisten Ländern mit höherem Lebensstandard liegt die Inzidenz des SIDS bei 1 auf 2000 Lebendgeborene [66]. Der plötzliche Kindstod stellt damit immer noch die häufigste Todesart im Säuglingsalter jenseits der Neugeborenenperiode dar; abgesehen natürlich von der Sterblichkeit durch Frühgeburtlichkeit, perinatalen Komplikationen oder durch angeborene Fehlbildungen [65].

In den ersten 2 Lebenswochen kommt er selten vor, sein Maximum liegt im 3. Lebensmonat [65]. Jungen sind etwas häufiger betroffen als Mädchen. Er tritt vermehrt in den Wintermonaten auf (Korrelation mit Atemwegsinfekten?) [65].

Risikofaktoren für das Auftreten eines **SIDS**:

- mütterlicher Zigarettenkonsum antenatal und Tabakrauchexposition postnatal
- Alter der Mutter < 21 Jahre
- rasche Schwangerschaftsfolge, Multiparität
- Kinder sozial schwacher Familien
- Kinder drogenabhängiger Mütter
- Geschwister von SIDS-Kindern

Präventionsmöglichkeiten für den SIDS [65]

> **Merke:**
> - Rückenlage
> - Schlafsack, ggf. mit seitlicher Befestigungsmöglichkeit (verhindert Drehen des Kindes)
> - eigenes Bett im Elternschlafzimmer
> - Raumtemperatur zwischen 16–18 °C
> - Verzicht der Mutter und der anderen Kontaktpersonen auf Rauchen
> - Stillen für 6 Monate
> - Schnuller

ALTE-BRUE:

Ziel der neuen Begriffsdefinition ALTE → BRUE soll sein:

- eine risikobasierte Stratifizierung der verschiedenen Patientengruppen (higher risk/lower risk)
- Ziel:
  o Verbesserung des Outcomes
  o Reduktion unnötiger Gesundheitskosten
  o eindeutige Therapieempfehlungen für Diagnostik und Therapie der lower risk Gruppe.

Der Terminus ALTE impliziert:

➢ ein plötzlich, während Schlaf, Wachzustand oder Nahrungsaufnahme auftretendes, lebensbedrohlich *wirkendes* Ereignis, dessen Symptome zwar rasch regredient sind, welches die anwesende(n) Person(en) aber derart verängstigt, dass oft Wiederbelebungsmaßnahmen eingeleitet werden.
→ Umfasst sehr heterogene Symptome, Ursachen und Prognosen (Stoffwechselerkrankung, Kindsmissbrauch, Infektion, Epilepsie etc.)
→ Schwierig, Handlungsleitlinien zu erstellen
→ Irreführend, da häufig nicht lebensbedrohlich („apparent life threatening")

→ Früher auch als „near-miss sudden infant death syndrome" benannt (*Cave:* Assoziation beider Entitäten ALTE und SIDS nicht gegeben)

Nach der Leitlinie von 2016 umfasst das „BRUE" (= brief resolved unexplained event) folgende Situationen:

- < 1. Lebensjahr
- Ereignis, das plötzlich auftritt und schnell vorbeigeht (ohne Residualsymptome)
- Symptome umfassen mind. eines der folgenden Merkmale:
  o Veränderung des Hautkolorits (graues, blaß oder zyanotisches Hautkolorit)
  o Veränderung der Atmung (Apnoe, akute Atemwegsobstruktion)
  o Veränderung des Muskeltonus (schlaffer, steifer oder opistotoner Muskeltonus)
  o Veränderung der Vigilanz

UND: es liegt nach Anamnese und klinischer Untersuchung keine andere Ursache für das Ereignis vor.

Diese Situation führt meistens zum Absetzen eines Notrufs und zu Stimulations- bzw. Wiederbelebungsmaßnahmen durch die Eltern.

Wichtig ist die Unterscheidung in ein BRUE: lower oder higher risk infants.

BRUE

„lower risk infants"

Es müssen alle folgenden Kriterien erfüllen:

- Alter > 60. Lebenstag
- Gestationsalter ≥ 32. SSW und postkonzeptionelles Alter ≥ 45 Wochen
- Erstes „BRUE"-Ereignis
- Kurze Dauer (< 1 min)
- Keine cardiopulmonale Reanimation durch medizinisches Personal erforderlich
- Keine Auffälligkeiten in der bisherigen medizinischen „Historie"
- Keine Auffälligkeiten in der klinischen Untersuchung

Und es liegt nach Anamnese und klinischer Untersuchung keine andere Ursache für das Ereignis vor.

Ein HIGH-Risk-BRUE umfasst all jene Ereignisse, die **nicht** die Kriterien eines **low risk BRUE** erfüllen.

Der Begriff **ALTE** kann weiter verwendet werden für akute, fraglich lebensbedrohliche Ereignisse, die **nicht** die Kriterien eines **BRUE** erfüllen, er sollte v.a. durch deskriptive Diagnosen ersetzt werden.

Der Begriff ALTE soll dann verwendet werden, wenn z.B.

- deren Symptome länger andauern
- durch eine zugrundeliegende Ursache/ Erkrankung erklärt sind (Infektion, Epilepsie etc.).

Erkrankungen, die ein BRUE / ALTE auslösen können:

- gastrointestinal: Gastroösophagealer Reflux, Fehlbildungen, Invaginationen (ca. 30 %)
- Atmung: Atemwegsverlegung (Aspiration von Nahrung), Infektion (Pertussis?), Laryngomalazie (ca. 20 %)
- ZNS: Krampfanfälle, Fehlbildungen, Infektionen, Neuromusk./ metabolische Erkrankung (ca. 10 %)
- Herz-Kreislaufstörung (Vitium cordis, Rhythmusstörungen) (< 5 %)
- Stoffwechselstörungen (< 5 %)
- andere Ursachen: Medikamentenintoxikation, Sepsis, Unfall, Misshandlung (< 5 %)

Wichtig zur Einteilung BRUE:

LOW – HIGH-Risk

Für die Einteilung, ob low- oder high-Risk, ist Folgendes notwendig:

Eine exakte Anamnese:

- Möglichst exakte Beschreibung des Ereignisses (Zeitpunkt, Dauer, Aktivität des Kindes: Erbrechen, Husten, Erschrecken, abnorme Extremitätenbewegungen, Zungen- oder Augenbewegungen, Schwitzen oder Zittern, zeitlicher Zusammenhang mit Mahlzeiten?
- Wie wurde das Kind vorgefunden? Was haben die Eltern in der Zeit gemacht?

- Vorerkrankungen? Akute Erkrankungen (Ateminfektion, Gastr. Infekt).
- Vorangegangene Ereignisse dieser Art? Unfälle?
- Schwangerschafts-, Geburts-, Entwicklungs-, Familien-, Sozialanamnese (inkl. SIDS-Risikofaktoren sowie explizites Erfragen der Möglichkeit einer absichtlichen oder akzidentiellen Intoxikation oder „Medikation", Frühgeburtlichkeit, peripartale Asphyxie).

Sowie eine ausführliche körperliche Untersuchung:

Infektionszeichen, Dysmorphien, Hinweis auf Trauma oder Kindesmisshandlung (zusätzl. in der Klinik: Erfassen der Vitalparameter, Erstellen eines Somatogramms).

Diagnostik:

Low-Risk-Infants:

- Aufklärung über das Ereignis, Reanimationstraining anbieten
- Abklärung Infektion (Pertussis?), Rhythmusstörung, Pulsoxymetrische Überwachung für 2–4 Stunden
- **KEINE stationäre Aufnahme, kein EEG, keine unnötige Labordiagnostik oder Röntgen**

High-Risk:

Eines der folgenden Kriterien muss erfüllt sein:

- Fortbestehende Symptome oder AZ-Beeinträchtigung zum Evaluationszeitpunkt
- Verifizierbare lebensbedrohliche Beeinträchtigung zum Ereigniszeitpunkt (Reanimation durch medizinisches Personal notwendig)
- Äußere Verletzungszeichen oder v.a. Kindsmisshandlung
- Andere Auffälligkeiten in der klinischen Untersuchung (auch Dysmorphiezeichen)
- Wiederholtes BRUE- Ereignis oder Cluster
- Positive Familienanamnese für lebensbedrohliche Ereignisse oder SIDS

Für die Patienten mit einem **HIGH-Risk BRUE** muss eine ausführlichere Diagnostik erfolgen:

- Labor: Diff-BB, CRP, BGA, Laktat, Elyte, Glc, Leberwerte, Krea, Urin, Stoffwechsel

15 SIDS

- EKG mit Rhythmusstreifen, Blutdruck an allen Extremitäten und Sättigungsmessung prä- und postduktal
- Schädelsonographie, ggf. Refluxsonographie
- 48–72 stündige Überwachungsphase (Pulsoxymetrie + EKG Speichermonitor)
- Ggf. weitere infektiologische und apperative Diagnostik

Diese Patienten müssen mit einem Heimmonitor versorgt werden. Die Eltern müssen ein Reanimationstraining erhalten.

Es konnte bisher in keiner kontrollierten Studie nachgewiesen werden, dass die SIDS-Sterblichkeit durch einen Heimmonitor (mindestens Aufzeichnung von Atmung und Herzfrequenz, ggf. zusätzlich Sättigungsüberwachung) gesenkt werden kann.

Jedoch kann durch das Heimmonitoring eine akute Gefahr (Respiratorische Problematik, Bradykardie) früher erkannt und so entsprechende Maßnahmen früher ergriffen werden. [78; 79]

16 Thermische Verletzungen

16.1 Einleitung

Thermische Verletzungen im Kindesalter sind sehr häufig. Sie stellen in Deutschland die dritthäufigste Unfallursache dar. Häufig handelt es sich um Bagatelltraumen, die ambulant behandelt werden können. Immer wieder kommt es jedoch zu schweren, zum Teil lebensbedrohlichen Verletzungen. Circa 50–60 % aller Patienten, die wegen einer thermischen Verletzung stationär behandelt werden, sind jünger als 16 Jahre.

Zu unterscheiden sind Verbrühungen und Verbrennungen. **Verbrühungen** sind thermische Verletzungen mit heißer Flüssigkeit, meist mit Wasser, Tee oder Kaffee. Sehr häufig sind Kleinkinder < 4 Jahre betroffen, meist handelt es sich um häusliche Unfälle. Circa 85 % der Unfälle ereignen sich in Gegenwart der Eltern oder einer anderen Bezugsperson. Ein typischer Unfallmechanismus ist das Herabziehen einer Kanne mit frisch gebrühtem Tee/Kaffee vom Tisch, eines Topfes mit heißem Wasser von der Herdplatte oder das Herabziehen von Wasserkochern am hängenden Kabel. Das typische Verletzungsmuster ist die thorakale Wunde („Latzverbrühung"), eventuell mit Beteiligung des Halses und des Gesichtes.

Verbrennungen sind thermische Verletzungen meist durch Feuer oder auch durch chemische Substanzen oder Strom. Meist handelt es sich um Unfälle, die in der Freizeit beim Spielen und Experimentieren mit Feuer passieren. Demzufolge sind gewöhnlich ältere Kinder/Jugendliche betroffen. Ein typischer Unfallmechanismus ist das Experimentieren mit Zündhölzern, Kerzen, Feuerwerkskörpern.

Eine wichtige Besonderheit im Kleinkindesalter stellt die Kontaktverbrennung der Hände dar (z.B. Fassen auf die heiße Herdplatte, heiße Backofentür, den heißen Heizungskörper).

Die Definition des Ausmaßes einer thermischen Verletzung erfolgt über zwei Parameter.
– Ausdehnung der Verbrennungsfläche
– Verbrennungstiefe

16 Thermische Verletzungen

16.2 Ausdehnung der Verbrennungsfläche

Diese wird in Prozent der Körperoberfläche (KOF) angegeben. Bei Erwachsenen und etwa ab dem 14. Lebensjahr wird die **Neuner-Regel** nach Wallace angewandt. Aufgrund der völlig anderen Körperproportionen ist diese im Säuglings- und Kindesalter nicht anwendbar. Hier erfolgt die Einschätzung nach der Methode nach Lund und Browder (Tab. 6).

Merke: Neuner-Regel ab etwa 14. Lebensjahr.

Tab. 6: Einschätzung der Verbrennungsausdehnung

Körperteil	Kind ≤ 1 Jahre	Kind ≤ 5 Jahre	Kind ≤ 14 Jahre	Kind ≥ 14 Jahre u. Erwachsene
Kopf	20 %	16 %	14 %	9 %
1 Oberschenkel	7 %	8 %	8,5 %	9 %
1 Unterschenkel	7 %	8 %	8,5 %	9 %
1 Arm	9,5 %	9,5 %	9,5 %	9 %
Rumpf	32 %	32 %	32 %	36 % (4 x 9)
Genitale	1 %	1 %	1 %	1 %

16.3 Verbrennungstiefe: Grad I – IV

Die Tiefe der Verletzung hängt ab von der Temperatur und Art der einwirkenden Noxe, der Dicke der Haut und der Kontaktdauer (Tab. 7).

Tab. 7: Klinik, Histologie, Prognose und Therapie der Verbrennungsgrade I–IV

Einteilung	Klinik	Histologie	Prognose	Therapie
Grad I	Hautrötung, Schwellung, starke Schmerzen („Sonnenbrand")	Oberflächliche Epithelschädigung ohne Zelltod	Vollständige Abheilung ohne Narben, ohne Pigmentationsstörung	konservativ
Grad IIa	Blasenbildung, roter Wundgrund, starke Schmerzen	Schädigung der Epidermis und oberflächlicher Dermisanteile	Abheilung ohne Narben innerhalb von 10–14 Tagen, Pigmentationsstörung möglich	konservativ
Grad IIb	Blasenbildung, weißlicher Wundgrund, mäßige Schmerzen, Hautanhangsgebilde mitbetroffen	Dermis weitgehend geschädigt	Abheilung mit Narben	Spalthauttransplantation evtl. alloplastischer Epithelersatz
Grad III	Gewebe nach Reinigung weiß, keine Schmerzen	Epidermis und Dermis vollständig zerstört	Abheilung mit Narben	Spalthauttransplantation evtl. Dermisersatz, evtl. Vollhauttransplantation
Grad IV	Gewebe verkohlt, keine Schmerzen	Epidermis, Dermis, Subcutangewebe zerstört, evtl. Sehnen, Knochen und Gelenke zerstört	Abheilung mit Narben evtl. Mutilation	Lappenplastiken, evtl. Amputation erforderlich

> **Merke:** Als Faustregel gilt, dass die Handinnenfläche (Handgelenk bis Fingerspitzen) des Kindes circa 1 % der Körperoberfläche entspricht.

16.4 Notfallversorgung am Unfallort

Die Aufgabe des Notfallteams ist es, sich einen Überblick über den Unfallmechanismus, das Ausmaß der thermischen Verletzung und eventueller Begleitverletzungen (z.B. Frakturen) zu verschaffen. Insbesondere ist die Frage nach einem zusätzlichen Inhalationstrauma wichtig, da dieses einen erheblichen Einfluss auf die Prognose haben kann. Es soll auch überlegt werden, ob der geschilderte Unfallmechanismus und das Verletzungsmuster übereinstimmen oder ob der Verdacht auf eine Kindesmisshandlung besteht.

Bei kleineren und größeren Verletzungen sollte das Kind sofort aus der Gefahrenzone gebracht werden (*Cave:* eigene Sicherheit!). Nach Sicherung der Vitalfunktionen soll die Kleidung entfernt werden.

Kühlung: Kleinere Wunden sollen in den ersten 20–30 Minuten nach dem Unfall für 10–20 min mit lauwarmem Wasser (auf keinen Fall weniger als 15 Grad, 20–25 Grad ist ausreichend) gekühlt werden. Dies hat einen günstigen Einfluss auf den Nachbrenneffekt. Die Kühlung kann mit feuchten Tüchern erfolgen. Eine Unterkühlung ist dabei unbedingt zu vermeiden!

> **Merke: 20-er Regel: 15–20 °C kaltes Wasser über 15–20 min.**
> Schwerwiegende Begleitverletzungen sind vor den Verbrennungen zu behandeln. Bei Verdacht auf ein Inhalationstrauma muss die Indikation zur Intubation großzügig gestellt werden.

Bei großflächigen Verletzungen größer als 15 % der Körperoberfläche, bei Säuglingen und Kleinkindern, bei intubierten und beatmeten Patienten sollte nicht gekühlt werden oder nur, wenn ein zuverlässiges Temperaturmonitoring möglich ist. Eine Hypothermie geht mit einer signifikanten Erhöhung der Letalität einher.

Bei großflächigen Verletzungen braucht das Kind einen bzw. zwei möglichst großlumige intravenöse Zugänge, um mit der Flüssigkeitssubstitution und der Analgosedierung zu beginnen. Diese sollten schon für den Transport in die Klinik gelegt werden. Intravenöse Zugänge dürfen direkt nach dem Trauma in verletzte Areale gelegt werden. Ist das Legen eines intravenösen Zuganges nicht möglich, so ist die Indikation für einen intraossären Zugang großzügig zu stellen.

> **Merke:** Als Faustregel für die **präklinisch** zu verabreichende Infusionsmenge gilt: 10–20 ml/kg/h Ringer-Lactat. Keine hypotonen Lösungen: Na-Konzentration mind. 70 mmol).
> Während des Transportes können als Analgetika z.B. Ketamin 0,5–1,5 mg/kg i.v. verabreicht werden in Kombination mit einem niedrig dosierten Benzodiazepin (z.B. Midazolam 0,1 mg/kg i.v. oder 0,2–0,4 mg/kg nasal) oder mit Piritramid 0,05–0,2 mg/kg i.v.

Zum Transport sollen die Wunden bedeckt werden, z.B. mit einem sauberen Baumwolltuch oder mit einer silberhaltigen Folie.

Der Transport des Kindes erfolgt entweder in das nächstgelegene Krankenhaus oder bei schwerer Verletzung in ein auf kindliche Brandverletzungen spezialisiertes Zentrum (Tab. 8).

Tab. 8: Indikation zur Einweisung/Verlegung in ein Zentrum für Brandverletzte

Brandverletzung > 10 % der KOF II.–III. Grades
Alle Verbrennungen des Gesichtes, der Hände, der Füße, der Anogenitalregion, der Achselhöhlen, der großen Gelenke
Säuglinge unter 12 Monaten, unabhängig von der Ausdehnung
Inhalationstrauma
Elektrotrauma

Die zentrale Anlaufstelle für die Vermittlung von Krankenhausbetten für Schwerbrandverletzte ist die Feuerwehr Hamburg (Tel.: 040 / 42 85 13 99 8 oder 040 / 42 85 13 99 9). Sie koordiniert die

16 Thermische Verletzungen

Verlegung in das nächstgelegene freie Bett in einem Brandverletztenzentrum (Abb. 22).

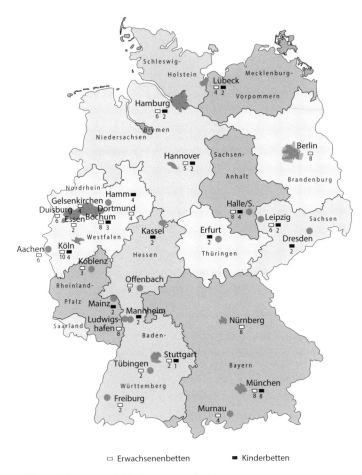

□ Erwachsenenbetten   ■ Kinderbetten

Abb. 22: Zentren mit Verbrennungsbetten

16.5 Erstversorgung in der Klinik

Die Erstversorgung erfolgt durch ein Team aus Kinderchirurgie, Anästhesie und pädiatrischer Intensivmedizin.

16.5.1 Intensivmedizinische Erstversorgung

Die Vitalfunktionen müssen weiterhin gesichert werden. Das Monitoring der Kernkörpertemperatur ist absolut wichtig. Eventuell vorliegende Begleitverletzungen müssen diagnostiziert werden. Insbesondere ist bei V.a. Inhalationstrauma eine Tracheo-Bronchoskopie notwendig und ggf. die Intubation mit Beatmung.

Bei thermischen Verletzungen > 10 % der KOF (Körperoberfläche) ist die Indikation zur Anlage eines ZVK und eines transurethralen ggf. eines suprapubischen Blasenkatheters zu überdenken.

Bei Verletzungen > 20 % der KOF ist dies obligat.

> **Merke:** Die Flüssigkeitstherapie richtet sich nach der abgewandelten Parklandformel für Kinder:
>
> 4–5 ml/kg x % verbrannter KOF in den ersten 24 h (die erste Hälfte in der ersten 8 h, den Rest in den nächsten 16 h). Dies ist der zusätzliche Bedarf zum **Grundbedarf** (dieser besteht aus):
> - bis 10 kg 100 ml/kg/Tag
> - zusätzlich für 10 – 20 kg 80 ml/kg/Tag
> - zusätzlich für > 20 kg 40 ml/kg/Tag
>
> Die **zusätzliche** Flüssigkeitsmenge wird am 2. Tag reduziert auf 3 ml/kg x % verbrannte KOF. Ab dem 3. Tag erfolgt die Reduktion auf 1 ml/kg x % verbrannter KOF.

Die Zusatzflüssigkeitsmenge sollte in Form von Ringer-Lactat, Deltajonin G5 oder Jonosteril gegeben werden.

Eine engmaschige Überwachung der Urinausscheidung ist für die ideale Flüssigkeitszufuhr unabdingbar. Sie sollte bei mindestens 1 ml/kg/h liegen.

16 Thermische Verletzungen

In den ersten 24 h sollte auf jegliche Art kolloidaler Volumenersatzmittel verzichtet werden. Bei unzureichender Diurese, ansteigendem ZVD und ausreichender Flüssigkeitszufuhr kann die Urinproduktion mit Furosemid (Gabe möglichst erst am 3. Tag) gesteigert werden. Zu diesem Zeitpunkt ist häufig auch eine Kreislaufunterstützung mit Katecholaminen notwendig. Eine ausreichende Analgesie ist unerlässlich.

Eine arterielle Kanüle erleichtert die RR-Überwachung und die Blutentnahmen.

Eine frühzeitige enterale Ernährung – möglichst bereits 6–8 h nach dem Unfall – ist anzustreben. Falls eine orale Nahrungszufuhr nicht möglich ist, sollte zur Ernährung eine nasogastrale Sonde, ggf. eine Duodenalsonde, gelegt werden.

Die Analgesie während der intensivmedizinischen Phase wird sinnvollerweise mit einem stark wirksamen Opioid (z.B. Piritramid [Dipidolor®]) und einem peripher angreifenden Analgetikum (z.B. Ibuprofen) durchgeführt. Beide werden nach einem festen Schema verabreicht. Bei älteren Kindern kommt eine PCA-Pumpe (patientenkontrollierte Analgesie) in Frage.

16.5.2 Chirurgische Erstversorgung

Je nach Schwere der Verletzung erfolgt die chirurgische Erstversorgung auf der Intensivstation oder im Operationssaal mit Analgosedierung oder in Narkose. Sterile Kautelen sind erforderlich (Haube, Mundschutz, steriler Kittel, sterile Handschuhe).

Auf eine ausreichende Raumtemperatur – Anheizen des Raumes vor der Versorgung, ggf. zusätzlicher Wärmestrahler, Warmhalten unverletzter Körperpartien mit angewärmten Tüchern – ist unbedingt zu achten! Eine Fotodokumentation der Verletzung ist durchzuführen. Eine Abstrichentnahme ist nicht erforderlich. Liegen die Wunden in behaarten Bereichen, so ist eine Rasur durchzuführen. Augenbrauen und Wimpern dürfen nicht rasiert werden.

Bei zweitgradig verbrannten Arealen wird eine Blasenabtragung, eine Wundreinigung mit sterilem Wasser oder physiologischer Kochsalzlösung durchgeführt und anschließend ein steriler Verband z.B. mit einer silberhaltigen Folie angelegt. Bei drittgradigen Verbrennungen

Thermische Verletzungen 16

erfolgt ebenfalls die Wundreinigung und das Anlegen eines sterilen Verbandes.

Bei zirkulären Verletzungen muss entschieden werden, ob eine Escharotomie (Entlastungsschnitte) nötig ist. Des Weiteren muss entschieden werden, ob ein Compartmentsyndrom vorliegt, das eine zusätzliche Faszienspaltung nötig macht.

Die Indikation zur Durchführung einer primären antibiotischen Therapie besteht aus chirurgischer Sicht nicht.

Die Abklärung des Tetanusschutzes ist obligat, ggf. muss eine Impfung (Simultanimpfung/Auffrischimpfung) erfolgen.

Nach der Erstversorgung ist unbedingt ein ausführliches Gespräch mit den Eltern zu empfehlen. Dabei sollte über das Ausmaß der Verletzung gesprochen werden, wobei in den ersten Tagen häufig noch keine definitive Aussage über die Tiefe der Verletzung gemacht werden kann. Über die wahrscheinlich anstehenden weiteren operativen Maßnahmen und über die ungefähre Länge des stationären Aufenthaltes sollte Auskunft gegeben werden. Weiterhin ist im Erstgespräch unbedingt anzusprechen, dass trotz optimaler Therapie bei tiefergradigen Wunden bleibende Narben entstehen werden, die eine längere Nachbehandlungsdauer erforderlich machen (Kompressionsbehandlung bis zu zwei Jahren). Oft ist es nach unserer Erfahrung hilfreich, auf die Elterninitiative für brandverletzte Kinder Paulinchen e.V. (www.paulinchen.de) hinzuweisen.

17 Das polytraumatisierte Kind

Das Polytrauma stellt eine gleichzeitige Verletzung zweier oder mehrerer Körperregionen bzw. Organsysteme dar. Dabei kann die Einzelverletzung bzw. die Kombination der entstandenen Verletzungen eine vitale Bedrohung darstellen. Darüber hinaus können sich in der Folge komplexe Dysfunktionen des Organismus im Sinne eines SIRS (Systemic Inflammatory Response Syndrom) oder MODS (Multiple Organ Dysfunction Syndrom) bis hin zur lebensbedrohlichen Sepsis entwickeln.

17.1 Physiologische Besonderheiten bei Kindern

- Verglichen mit Erwachsenen führen Traumata bei Kindern zu mehr und schweren Verletzungen. Dies ist bedingt durch eine weitgehend uneingeschränkte Fortleitung der einwirkenden mechanischen Energie innerhalb des kleineren Körpers.
- Die im Verhältnis zum Körpergewicht größere Körperoberfläche begünstigt ein Auskühlen des verunfallten Kindes mit den bekannten negativen Effekten auf Blutgerinnung, Herzkontraktilität und Katecholaminwirkung sowie auf den Energiebedarf mit evtl. nachfolgender metabolischer Azidose.
- Der kindliche Organismus kompensiert Blutverluste über lange Phasen, ohne dass ein Abfall des Blutdrucks auftritt. Ab einem Blutverlust von 25–30 % versagen diese Kompensationsmechanismen oft schlagartig. Bezüglich des kardiovaskulären Status ist die engmaschige Beurteilung von Herzfrequenz und Rekapillarisierungszeit zur Einschätzung der peripheren Perfusion wesentlich aussagekräftiger als die alleinige Messung des Blutdrucks.
- Bei Kindern bedeutet die diagnostische Strahlenbelastung ein deutlich höheres Risiko, in der Folge ein Malignom zu entwickeln. CT-Untersuchungen und konventionelles Röntgen bedürfen deshalb einerseits einer strengen Indikationsstellung, andererseits dürfen aber auch keine wichtigen Befunde übersehen werden.

Wie bei Erwachsenen erfolgt die Versorgung strukturiert nach dem ABCDEF-Schema mit Berücksichtigung pädiatrischer Besonderheiten:

Das polytraumatisierte Kind

Airway

- Die kindliche Atmung zeigt sowohl anatomische als auch physiologische Besonderheiten, die eine sorgfältige Vorbereitung vor Narkoseeinleitung bedingen. So sind Tuben in der richtigen Größe vorzubereiten. In Notfallsituationen ist gecufften Tuben der Vorzug zu geben, die Tubusgröße berechnet sich nach der Formel

    Innendurchmesser ID = 4 + Lebensalter /4

    4 + 10/4 >>> 3,5 Tubus gecuffed

    Kleinere Tuben müssen greifbar sein. Bezüglich der erwarteten Intubationstiefe in Zentimetern liefert die Multiplikation des Tubusinnendurchmessers mit 3 einen guten Anhaltspunkt. Im Säuglingsalter macht der große kindliche Kopf oftmals die Lageoptimierung durch Unterpolsterung der Schultern erforderlich. Herausforderungen können sich auch durch den kranial liegenden Kehlkopf, die große Epiglottis sowie bei Kleinkindern durch große Tonsillen ergeben.

- Besondere Bedeutung bekommt der Atemweg durch die Tatsache, dass Kinder bedingt durch die kleinere FRC (Funktionelle Residualkapazität) schneller hypoxisch werden als Erwachsene. Des weiteren können bereits geringe Schwellungen der Atemwege aufgrund des geringen Trachealdurchmessers zu lebensbedrohlichen Atemwegseinschränkungen führen, so dass hier frühzeitig an eine Atemwegssicherung durch einen Tubus gedacht werden muss.

- Die Intubation erfolgt als modifizierte Rapid Sequence Induction. Anders als beim Erwachsenen ist bei Kindern nach Applikation der Narkosemedikamente zur Vermeidung einer Hypoxie eine vorsichtige, drucklimitierte (15 mbar) Zwischenbeatmung erforderlich.

Breathing and Ventilation

- Kinder können ihre Beschwerden oft nicht benennen, umso wichtiger ist die Wahrnehmung klinischer Zeichen einer respiratorischen Beeinträchtigung wie Nasenflügeln, pathologischer Auskultationsbefunde oder einer gestörten Atemmechanik.

- Beatmungsparameter werden alters- und gewichtsadaptiert gewählt:

Alter	Atemfrequenz/min	Atemzugvolumen ml/kg
Neugeborene	40	6
1 Jahr	30	6
10 Jahre	20	6

Circulation

- Zur Abschätzung des kardiozirkulatorischen Status und einer evtl. drohenden Dekompensation werden neben der Blutdruckmessung v.a. klinische Parameter wie Herzfrequenz, periphere Perfusion, Pulsqualität und Hautfarbe beurteilt.

Disability

- Infolge des erhöhten Grundumsatzes muss bei Vigilanzstörungen insbesondere bei kleinen Kindern die Hypoglykämie als Differentialdiagnose berücksichtigt werden.

Expoxure

- Auch Kinder müssen einer Ganzkörperinspektion unterzogen werden. Hierbei ist strikt auf die Minimierung von Wärmeverlusten zu achten.

Family

- Angehörige sollten nach Möglichkeit in die Versorgung verletzter Kinder mit einbezogen werden, sie leisten bei wachen Kindern einen wichtigen Beitrag zur Beruhigung des Kindes und sind zur Anamneseerhebung unverzichtbar.

17.2 Behandlungsphasen

Ein effizienter Zeit- und Strategiealgorithmus ist für die Versorgung von mehrfachverletzten oder polytraumatisierten Kindern entscheidend und kann lebensbedrohliche Situationen verhindern. Im Vergleich zum Erwachsenen ist die Häufigkeit von Notfalleingriffen bei Kindern höher.

Die Prinzipien des Traumamanagements richten sich unter anderem nach den Behandlungsphasen:

- Akute oder Reanimationsperiode (1–3 Stunden)
- Primäre oder Stabilisationsperiode (4–72 Stunden)
- Sekundäre oder Regenerationsperiode (4–10 Tage)
- Tertiäre oder Rehabilitationsperiode (ab 10. Tag)

17.3 Mortalität und Morbidität

Die Mortalität des mehrfachverletzten Kindes liegt bei ca. 5–20 %. In Altersgruppen eingeteilt liegt die Mortalität bei den 1- bis 5-Jährigen bei ca. 25–30 %, bei den 6- bis 12-Jährigen bei ca. 12–15 % und bei den 13- bis 17-Jährigen bei ca. 25–28 %.

Die häufigste Todesursache beim kindlichen Polytrauma ist das Schädelhirntrauma mit einer Letalität von ca. 10 %. Bei den verstorbenen Kindern ist das Schädelhirntrauma in ca. 50–90 % für den Tod verantwortlich, gefolgt vom hypovolämischen Schock.

> **Merke:** Die Langzeitprognose des polytraumatisierten Kindes wird v.a. durch die Folgen des Schädelhirntraumas bestimmt.

Die polytraumatisierten Kinder zeigen im Vergleich zu den Erwachsenen eine höhere Überlebenswahrscheinlichkeit, die auf eine im Behandlungsverlauf geringere Rate an Komplikationen zurückzuführen ist. Die Extremitätenverletzungen spielen im Hinblick auf die Letalität nur eine untergeordnete Rolle. Dagegen zeigen Kinder im Vergleich zu Erwachsenen bei Verletzungen nur einer Körperhöhle eine höhere Letalitätsrate.

Beim Kind stellt das Multiorganversagen (MOV) im Behandlungsverlauf im Vergleich zum Erwachsenen eher selten eine tödliche Komplikation dar.

Kinder mit einem Polytrauma haben in ca. 50–75 % ein Schädelhirntrauma. Auch ist die Rate von Kombinationen von Thorax- und Abdomentraumata bei einem Kind mit einem Schädelhirntrauma erhöht. Das Extremitätenverletzungsmuster zeigt eine höhere Häufigkeit von Brüchen des Oberschenkels und des Oberarmes, wo mit einem nicht unerheblichen Blutverlust gerechnet werden muss, gefolgt von Unterarm und Unterschenkel.

17 Das polytraumatisierte Kind

Aufgrund der Schwäche der Bauchwandmuskulatur sowie des physiologischen kindlichen Zwerchfell-Tiefstandes treten häufiger Milz- und Leberverletzungen auf. Dies wird darauf zurückgeführt, dass die untere Thorax- und Bauchwand die oberen Organe weniger schützen.

> **Merke:** Jedes polytraumatisierte Kind muss bei Eintreffen in den Schockraum eine sonographische Abdomen-Untersuchung und bei Unsicherheiten auch eine Body-CT-Untersuchung zum Ausschluss bzw. Nachweis freier Flüssigkeit sowie der Verletzung parenchymatöser Organe erhalten. Repetitive Sonographiekontrollen sind sehr wichtig, um zweizeitige Verletzungen der abdominellen Organe rechtzeitig zu erkennen.

Im Vergleich zum Erwachsenen ist die kindliche Thoraxwand charakterisiert durch eine wesentlich größere Elastizität. Dies führt bei Thoraxverletzungen zu einer erhöhten Rate an intrathorakalen Verletzungen wie Pneumo- und Hämatothorax sowie Lungenkontusionen ohne Vorhandensein von Rippenfrakturen. Treten Rippenfrakturen bei Kindern auf, so deutet dies darauf hin, dass eine massive Thoraxverletzung stattgefunden haben muss, welche in Abhängigkeit der frakturierten Rippen zu einer deutlichen Steigerung der Sterblichkeit führt.

Bei mehrfachverletzten polytraumatisierten Kindern ist die Inzidenz von Beckenverletzungen mit ca. 10–20 %, die von Wirbelsäulenverletzungen mit 5–10 % angegeben. Ein gebräuchliches Scoring-System für das polytraumatisierte Kind ist der Paediatric Trauma Score von Tepas (1987, Tab. 9). Ab einem Wert < 8 Punkten ist eine Therapie in einem Traumazentrum erforderlich.

Tab. 9: Pediatric Trauma Score nach Tepas

Parameter	Punkte: +2	Punkte: +1	Punkte: –1
Körpergewicht	> 20 kg	10–20 kg	< 10 kg
Atmung	unauffällig	beeinträchtigt	beatmet
systolischer Blutdruck	> 90 mmHg	50–90 mmHg	< 50 mmHg
Frakturen	keine	geschlossen	multiple/offene
offene Wunden	keine	klein	groß/penetrierend
ZNS	unauffällig	eingetrübt	komatös

Der Glasgow Coma Scale (GCS, Tab. 10/10a) erlaubt modifiziert für pädiatrische Patienten (nach James und Tranner) die Beurteilung der Bewusstseinslage und des neurologischen Status. Sie ist eng an das Alter und die Entwicklungsphase des Kindes gekoppelt.

Tab. 10: Glasgow Coma Scale für Kinder

Parameter	Punkte					
	1	2	3	4	5	6
Öffnen der Augen	nicht	auf Schmerzreiz	auf Anruf	spontan	spontan	spontan
motorische Reaktion	keine	abnorme Streckung	abnorme Beugung	gezielte Abwehr bei Schmerzreiz	gezielte Abwehr bei Berührung	befolgt Aufforderung
verbale Antwort	keine	Stöhnen auf Schmerzreiz	Schreien auf Schmerzreiz	irritiertes Schreien	verständliche Worte oder Plappern	verständliche Worte oder Plappern

Tab. 10a: nach Alterseinteilung

Punkte	> 5 Jahre	2–5 Jahre	< 2 Jahre
5	Orientiert	Verständliche Worte	Plappernde Sprache
4	Verwirrt	Unverständliche Worte	Schreien, aber tröstbar
3	Unzusammen-hängende Worte	Persistierendes, untröstliches Schreien	Persistierendes, untröstliches Schreien
2	Unverständlich	Stöhnen oder unveränderliche Laute	Stöhnen oder unveränderliche Laute
1	Keine	Keine	Keine

mod. nach Baenzinger O. et al (2006) Schweiz Med Forum 6 : 393–397

Schocktherapie

Anlage von mehreren großlumigen Zugängen

Bei Erfolglosigkeit umgehende Anlage einer intraossären Kanüle

20 ml/kg Ringer-Lactat als Bolus (ggf. mehrfach bis zu 60 ml/kg)

Bei hämodynamisch instabilen Patienten muss die Gabe von ungekreuzten Erythrozytenkonzentraten/Frischplasma (10–15 ml/kg) erfolgen, zur Kreislaufunterstützung ist häufig die Gabe von Katecholaminen notwendig.

Nachfolgend sollen nun die einzelnen Verletzungen, die beim polytraumatisierten Kind auftreten können, nach Körperregionen behandelt werden.

17.4 Schädel-Hirn-Trauma

Ziel ist die Vermeidung einer unnötigen Strahlenbelastung durch CT-Untersuchungen, ohne relevante Verletzungen zu übersehen. Erschwert wird dies durch die oftmals nicht mögliche Anamneseerhebung bei Kindern, so dass alle verfügbaren Informationen erhoben werden müssen: Berücksichtigung des genauen Unfallmechanismus (Fallhöhe, Aufprallgeschwindigkeit, Rückhaltesysteme, …), Erhebung einer systematischen und gründlichen Fremd-Anamnese sowie die sorgfältige klinische Untersuchung: Liegen sensomotorische Defizite, Vigilanzstörungen oder Prellmarken vor, zeigt sich bei Kleinkindern die Fontanelle gespannt?

Im Prinzip gibt es keine speziellen Verletzungsmuster bei Kindern. Wie beim Erwachsenen auch kann es zu

- Commotio und Contusio cerebri kommen;
- einem epiduralen Hämatom kommen; häufig ist es die A. meningea media, aus der es blutet; typisch ist auch wie beim Erwachsenen ein kurzes symptomfreies Intervall mit zunehmender Eintrübung und einseitig weiter Pupille auf der von der Blutung betroffenen Seite;
- einer subduralen Blutung kommen;
- einer intracerebralen Blutung kommen; Blutung ins Hirngewebe

Typisch für das Kindesalter ist die rasche Verschlechterung: Die Amerikaner bringen es wie so oft prägnant auf den Punkt: „Talk and die".

17.5 Wirbelsäulentrauma

Bei polytraumatisierten Kindern wird eine Verletzung der Wirbelsäule in einer Häufigkeit von 50–75 % angegeben. Die isolierten Wirbelsäulenverletzungen treten beim Kind insgesamt eher selten auf (ca. 1–5 %). In der „Vor-Kernspin-Ära" wurde verstärkt über Verletzungen des Rückenmarks ohne begleitende knöcherne oder ligamentäre Verletzungen berichtet. Diese Rückenmarksverletzungen ohne morphologischen Schaden wurden als SCIWORA (Spinal Chord Injuries Without Radiographic Abnormalities) bezeichnet. Die klinische Manifestation muss nicht zwingend umgehend eintreten, sondern kann mit einer Latenzzeit von einigen Tagen auftreten. Kindliche Wirbelsäulenverletzungen weisen gegenüber Erwachsenenwirbelsäulenfrakturen häufiger eine Rückenmarksbeteiligung auf. Aufgrund des verhältnismäßig hohen Gewichts des Kopfes treten bei kleinen Kindern gehäuft Verletzungen der oberen Halswirbelsäule auf, insbesondere der atlantookzipitale Dislokation, welche gehäuft mit einem schweren Schädel-Hirn-Trauma und einer schlechten Prognose einhergehen. Verantwortlich für diese meist am Unfallort reanimationspflichtigen Kinder ist eine begleitende Hirnstammverletzung. Bei den Jugendlichen und Adoleszenten finden sich dagegen untere Halswirbelsäulenverletzungen. Wirbelsäulenverletzungen im Rahmen einer Polytraumatisierung bei Kindern zeigen eine hohe Letalität im Vergleich zum Erwachsenen. Die kindliche Wirbelsäule zeigt eine höhere Elastizität als die des Erwachsenen; treten jedoch Wirbelsäulenverletzungen auf, bedeutet dies, dass eine sehr hohe Gewalteinwirkung stattgefunden hat.

> **Merke:** Bis eine Wirbelsäulenverletzung beim polytraumatisierten Kind durch bildgebende Maßnahmen wie Nativröntgen, CT bzw. MRT ausgeschlossen ist, darf das Stifneck nicht entfernt werden!

Die bei Verkehrsunfällen verunglückten Kinder, die mit einem Beckengurt versorgt waren, traten Lendenwirbelsäulenverletzungen häufiger auf als bei den 3-Punkt-Gurten. Durch den Beckengurt kann es bei Lendenwirbelsäulenverletzungen auch zu begleitenden intraabdominellen Läsionen kommen, die häufig verspätet erkannt wurden.

> **Merke:** Bei Verkehrsunfall mit Beckengurt: Lendenwirbelsäulenverletzung und Verletzung abdomineller Organe unbedingt ausschließen.

Bei Halswirbelsäulenverletzungen muss zwischen *stabilen* und *instabilen* Verletzungen differenziert werden. Instabile Verletzungen erfordern eine operative Versorgung, dabei kommt eine ventrale oder eine dorsale Spondylodese in Frage. Stabile Verletzungen der Halswirbelsäule können mittels eines Halo-Fixateurs oder mittels eines Minerva-Gipses therapiert werden. Der Minerva-Gips hat jedoch einen schlechteren Komfort und ist pflegetechnisch deutlich aufwendiger. Bei den Halswirbelsäulenverletzungen muss differentialdiagnostisch an die physiologische Hypermobilität der Segmente C2/C3 und C3/C4 gedacht werden. Sie tritt bei ca. 20–30 % der Kinder auf. Bei der physiologischen Hypermobilität der oben genannten Segmente liegt eine Stufe von 3–4 mm durchaus im Normalbereich.

Im Bereich der Brust- und Lendenwirbelsäule muss ebenso zwischen stabilen und instabilen Wirbelverletzungen differenziert werden. Die meisten Brustwirbelkörperfrakturen sind stabile Frakturen vom Typ A, sodass hier im Wesentlichen eine konservative und funktionelle Therapie durchgeführt werden kann. Instabile Wirbelkörperfrakturen Typ B oder C erfordern in der Regel eine operative Versorgung. Frakturen der Brustwirbelsäule gehen gehäuft mit einem Thoraxtrauma einher; daher muss ein besonderes Augenmerk auf den pulmonalen Status gelegt werden.

17.6 Beckenfrakturen

Bei mehrfachverletzten bzw. polytraumatisierten Kindern treten Beckenverletzungen in bis zu 60–80 % auf (Abb. 23). Isolierte Beckenverletzungen sind eher seltene Verletzungen mit einer Inzidenz um 10 %. Die Beckenverletzungen stellen im Kindesalter eine Seltenheit dar, tragen jedoch erheblich zur Morbidität bei, insbesondere wenn sie infolge eines schweren Überrolltraumas mit intraabdominellen Begleitverletzungen auftreten. Der Anteil komplexer Beckenfrakturen mit pelvinen Begleitverletzungen ist im Kindesalter höher als im Erwachsenenalter. Man rechnet bei kindlichen Beckenfrakturen, insbesondere nach Überrolltrauma, mit urogenitalen und intraabdominellen Läsionen in bis zu 80 %. Komplexe Beckenverletzungen können sich ausgesprochen hämodynamisch wirksam zeigen bis zum hypovolämisch/hämorrhagischen Schock aufgrund von massiven Blutungen aus den präsakralen Venen und Plexus oder den spongiösen Frakturflächen, sodass unter Umständen bereits im Schockraum mittels ventralem Beckenfixateur eine Stabilisierung bzw. eine angiographische Embolisierung notwendig wird.

Der wesentliche Teil kindlicher Beckenverletzungen ist als stabil einzustufen. Diese können konservativ versorgt werden. Bislang galt es, dass kindliche Beckenverletzungen eine Domäne der konservativen Therapie waren. Im Laufe der letzten Jahre kam es zu einem deutlichen Umdenken, vor allem bei den instabilen Beckenverletzungen. Aufgrund erheblich dislozierter Frakturen kam es zu funktionellen Spätfolgen mit Beinverkürzungen, persistierenden Fehlstellungen

17 Das polytraumatisierte Kind

mit Beschwerden, insbesondere im Iliosacralbereich. Die Beschwerden werden auf die Instabilität zurückgeführt. Treten bei den instabilen Beckenverletzungen Begleitverletzungen wie abdominelle oder urogenitale Verletzungen auf, so muss auf jeden Fall eine operative Behandlung stattfinden.

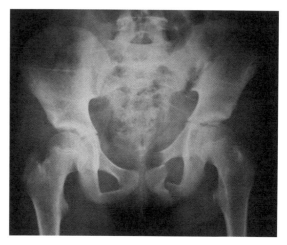

Abb. 23: 13-jähriger Junge, Überrolltrauma mit komplexer Beckenfraktur

> **Merke:** Beim Überrolltrauma des Beckens muss insbesondere bei Kindern auch an begleitende Rectumverletzungen bzw. auch urogenitale Verletzungen gedacht werden, die sich unter anderem als leichte Blutung aus der Urethra bzw. dem Rectum äußern können. Die Blutverluste können beträchtlich sein.
> Beachte: Das Blutvolumen eines Kindes beträgt ca. 80 ml/kg.

Instabile Beckenverletzungen treten im Kindesalter im Wesentlichen nach erheblichen Gewalteinwirkungen sowie Erschütterungen und Überrolltraumata auf (Abb. 23). Hierbei kommt es häufig zu einem massiven Weichteilschaden mit offenem oder geschlossenem Weichteildecollement, das häufig zu einer erheblichen Weichteilnekrose führt.

Die Morell-Lavalle-Läsion ist ein massives Decollement im Beckenbereich, das die Prognose entscheidend mitbeeinflussen kann. Hier muss frühzeitig ein Debridement durchgeführt werden. Bei diesem Verletzungsmechanismus sind auch Kompartmentsyndrome der Glutealmuskulatur bekannt.

17.7 Extremitätenverletzungen

Liegen beim polytraumatisierten Kind Extremitätenverletzungen vor, so sind Ober- und Unterschenkelfrakturen mit ca. 45 % am häufigsten. Unterarm- und Oberarmschaftfrakturen machen ca. 30 % aller Extremitätenfrakturen aus.

Im Versorgungsalgorithmus ist die Versorgung der Extremitätenverletzungen den lebensbedrohlichen Verletzungen des Abdomens, Thorax und des Kopfes nachrangig. Hier gilt die Regel „Life before limb". Sind die Frakturen mit Gefäß- und Nervenbeteiligungen vergesellschaftet bzw. handelt es sich um offene Extremitätenfrakturen und Luxationen großer Gelenke, so sollte eine dringliche Versorgung der Fraktur durchgeführt werden. Bei Frakturen mit Gefäßverletzungen sind Ischämieintervall und Grad des Reperfusionsschadens wichtige Faktoren für die Morbidität. Kommt es zu einem prolongierten Schock oder einer generalisierten Hypoxie, so können sowohl die Ischämie als auch das Reperfusionssyndrom verstärkt werden. Daher hat die Versorgung der Arterienverletzungen oberste Priorität. Besonders ist auf die mögliche Entwicklung eines Kompartmentsyndroms zu achten. Unbehandelt führt ein Kompartmentsyndrom zu irreversiblen Nerven-, Muskel- und Gefäßschäden.

> **Merke:** In Fehlstellung befindliche Extremitäten, Frakturen sowie Luxationsfrakturen und grobe Fehlstellungen sollten reponiert und auf Lagerungsschienen stabilisiert werden.

Beim polytraumatisierten Kind sollte die Versorgung der Extremitätenfrakturen zügig und ohne zusätzlichen iatrogenen Schaden durchgeführt werden. Dies lässt sich mit dem Fixateur externe sehr gut machen, insbesondere auch bei höhergradigem Weichteilschaden (Abb. 24 und Abb. 25). Besteht von zeitlicher Seite und bezüglich des Weichteilschadens die Möglichkeit einer intramedullären Versorgung, so wäre dieser minimalinvasiven Methode der Vorrang zu geben (Abb. 26). Die elastische stabile intramedulläre Nagelung erleichtert die Pflege der polytraumatisierten Kinder sowie deren frühfunktionelle Nachbehandlung und physiotherapeutische Anwendungen auf der Intensivstation. Eine frühzeitige Frakturstabilisierung reduziert beim polytraumatisierten Kind die Belastung des Organismus. Auch lässt sich durch eine frühzeitige Stabilisierung die Intensivpflege deutlich erleichtern.

> **Merke:** Offene Frakturen sowie mediale Schenkelhalsfrakturen stellen dringliche Operationsindikationen dar.
> Bei mehrfachverletzten Kindern sowie polytraumatisierten Kindern, die sich nicht äußern können, werden Epiphysenfrakturen oder Frakturen, die eine gute Weichteilbedeckung haben, häufig spät erkannt (Abb. 27), was Einfluss auf die Spätmorbidität hat.

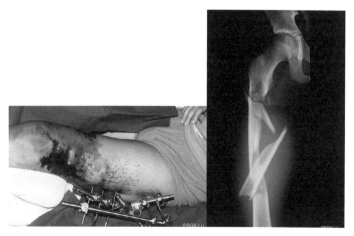

Abb. 24: Mehrfachverletzter 12-jähriger Junge nach Überrolltrauma mit Oberschenkelfraktur und drittgradig geschlossenem Weichteilschaden

Das polytraumatisierte Kind 17

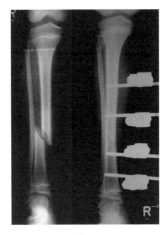

Abb. 25: 8-jähriger Junge nach Überrolltrauma mit Unterschenkelfraktur und zweitgradig offenem Weichteilschaden. Fixateur externe-Versorgung

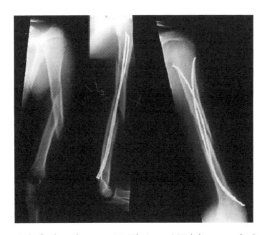

Abb. 26: Mehrfachverletztes 12-jähriges Mädchen nach Sturz vom Pferd mit Oberarmschaftfraktur. Operative Versorgung durch elastische stabile intramedulläre Nagelung mit erlaubter frühfunktioneller Nachbehandlung

17 Das polytraumatisierte Kind

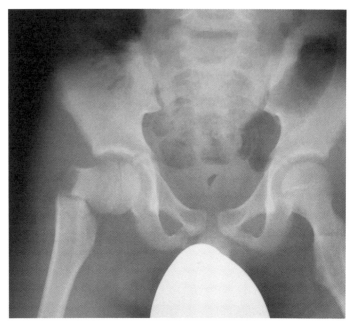

Abb. 27: Mehrfachverletzter 13-jähriger Junge mit verspätet festgestellter Schenkelhalsfraktur

17.8 Thoraxtrauma

Thoraxverletzungen bei Kindern sind die Folge starker Krafteinwirkung, im Vordergrund steht die Lungenkontusion, oft begleitet von Pneumothorax oder Hämatothorax. Kinder mit Thoraxverletzungen weisen meist weitere Organverletzungen auf, nach denen gezielt gefahndet werden muss.

Physiologische Besonderheiten:

- Der weichere knöcherne Thorax zeigt aufgrund seiner erhöhten Compliance auch bei relevanten intrathorakalen Verletzungen oft keine hinweisenden äußeren Prellmarken oder Rippenfrakturen auf.

Kinder zeigen ein höheres Risiko für traumabedingte Mediastinalverschiebungen, in deren Folge der venöse Rückstrom zum Herzen mit deletären Folgen kompromittiert sein kann [74].

Um unnötige Strahlenbelastung durch überflüssige CT-Untersuchungen zu vermeiden, müssen die zur Verfügung stehenden Alternativen ausgeschöpft werden: Klinische Untersuchung, konventionelle Röntgenaufnahmen, Sonografie, EKG, Bestimmung von Herzenzymen. Das Thorax-CT ist bei entsprechender Indikation eine unverzichtbare ergänzende Maßnahme.

> **Merke:** Rippenfrakturen sind im Kindesalter sehr selten im Vergleich zu Erwachsenen.
> Treten sie auf, so bedeutet dies, dass eine erhebliche Gewalteinwirkung stattgefunden hat und mit intrathorakalen Verletzungen gerecht werden muss. Therapeutisch entscheidend ist beim Thoraxtrauma die Lungenkontusion und die damit entstehende respiratorische Insuffizienz.

17.9 Stumpfes Abdominaltrauma

Physiologische Besonderheiten:

- Kinder haben relativ große abdominelle Organe
- Abdominelle Muskulatur, Fettgewebe und geringerer Schutz durch den knöchernen Thorax bedingen eine erhöhte Vulnerabilität gegenüber abdomineller Gewalteinwirkung.

Typische kinderspezifische Verletzungsmuster sind u.a. Organläsionen durch Fahrradlenker und betreffen insbesondere Leber und Milz, seltener Pankreas oder abdominelle Hohlorgane.

Auch beim Abdominaltrauma kann unnötige Strahlenbelastung durch eine sorgfältige Diagnostik vermieden werden. Neben der klinischen Untersuchung sind hier insbesondere Sonografie, konventionelle Röntgenaufnahmen und Bestimmung von Laborparametern wie Leberenzyme, Lipase und Urinuntersuchungen zu nennen. Bei einem entsprechenden Unfallmechanismus oder bei freier Flüssigkeit in der FAST (Focused Assessment with Sonography in Trauma) ist das CT i.d.R. unverzichtbarer Bestandteil der Diagnostik.

Bei anhaltender Kreislaufinstabilität trotz Volumensubstitution mit sonographisch nachgewiesener intraabdomineller freier Flüssigkeit, bedarf es einer umgehenden operativen Intervention. Bei stabilen und stabil haltbaren Kreislaufsituationen ist trotz relevanter intraabdomineller freier Flüssigkeit und höhergradiger Leberverletzungen eine operative Intervention nicht indiziert. Dieses Procedere erfordert eine engmaschige intensivmedizinische Betreuung mit den Möglichkeiten einer sofortigen operativen Intervention bei Auftreten einer Kreislaufinstabilität. Das operative Konzept von Leberverletzungen erfolgt nach den „damage control"-Kriterien. Bei Kindern mit chirurgisch nicht kontrollierbaren Blutungen wird in der Notfallsituation ein perihepatisches packing durchgeführt und bei stabilen Verhältnissen die endgültige Versorgung der Leber durchgeführt.

18 Schmerztherapie in der Pädiatrie

Eine Vielzahl an Studien [68, 69] zeigen, dass eine adäquate Schmerztherapie im Kindesalter immer noch ein großes Problem darstellt.

In diesem Kapitel soll eine kurze Übersicht über die in der Pädiatrie üblichen Nicht-Opioid-Analgetika sowie über den Einsatz von Piritramid (Dipidolor®) als postoperative Schmerztherapie gegeben werden.

Akute Verletzungen im Kindesalter zählen zu den wesentlichen Situationen, in denen eine gute und ausreichende Schmerztherapie notwendig ist.

Aber auch das postoperative Schmerzmanagement oder die Analgesie bei geplanten Eingriffen wird oft unterbewertet und Analgetika zu gering dosiert oder nicht verordnet, so dass das Kind bei wiederholten Eingriffen verständlicherweise schwiriger im Umgang ist als zu Beginn einer Behandlung.

Um eine Analgesie ausreichend gut durchführen zu können, ist es nötig, eine objektivierbare Schmerzempfindung darzustellen.

Dafür gibt es für Kinder von 0–4 Lebensjahren die kindliche Unbehagen- und Schmerz-Skala (KUSS) als Fremdbeurteilungsskala zur Schmerzerfassung, für größere Kinder ab ca. 4 Jahren die Gesichterskala als Selbstbeurteilungsskala (siehe Abbildungen 28 und 29).

Beobachtung	Bewertung	Punkte
Weinen	Gar nicht	0
	Stöhnen, Jammern, Wimmern	1
	Schreien	2
Gesichtsausdruck	Entspannt, lächelnd	0
	Mund verzerrt	1
	Mund und Augen grimassiert	2
Rumpfhaltung	Neutral	0
	Unstet	1
	Aufbäumen, Krümmen	2

18 Schmerztherapie in der Pädiatrie

Beobachtung	Bewertung	Punkte
Beinhaltung	Neutral	0
	Strampelnd, tretend	1
	An den Körper gezogen	2
Motorische Unruhe	Nicht vorhanden	0
	Mäßig	1
	Ruhelos	2
	Summe	

Abb. 28: KUSS (Kinder 0–4. LJ) (nach [73])
ab 4 Punkte: Handlungsbedarf

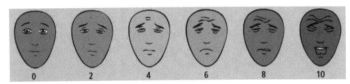

Man wählt eine der Formulierungen „weh tun" oder „schmerzen" und erklärt dem Kind die Skala wie folgt: „Diese Gesichter zeigen, wie weh etwas tun kann/wie sehr etwas schmerzen kann. Dieses Gesicht hier *(auf das Gesicht ganz links deuten)* zeigt, dass es gar nicht weh tut/schmerzt. Die anderen Gesichter zeigen, dass es mehr und mehr weh tut/schmerzt *(auf die Gesichter der Reihe nach zeigen)* bis hin zu diesem Gesicht, das zeigt, dass es ganz stark weh tut/schmerzt. Zeige mir mal das Gesicht, das am besten zeigt, wie es Dir gerade weh tut/ wie stark deine Schmerzen gerade sind."
Die Gesichter entsprechen (von links nach rechts) einem Score von 0, 2, 4, 6, 8 oder 10, der dann in der Patientenkurve dokumentiert werden kann.

Abb. 29: Gesichterskala zur Schmerzerfassung bei Kindern ab ca. 4. LJ (nach [70]).

Nicht-Opioid-Analgetika

Zur Standardschmerztherapie werden verschiedene Nicht-Opioid-Analgetika verwendet.

Acetylsalicylsäure:

Wird bei Kindern wegen der Sorge vor dem Reye-Syndrom (schwere Schädigung von Gehirn, Leber mit hoher Letalität) nicht eingesetzt. Es beeinflusst die Thrombozytenaggregation und führt zu Blutungen.

Paracetamol (Benuron®):

Ist unverändert der am weitesten verbreitete Wirkstoff. Er hat eine geringe therapeutische Breite, beeinflusst jedoch nicht die Thrombozytenaggregation und verursacht keine gastrointestinalen Nebenwirkungen bei normaler Dosierung. Gefährlich ist die Überdosierung, die zu einem irreversiblen Leberversagen (ab 140 mg/kgKG) führen kann.

Bei Säuglingen sollte eine orale Tagesmaximaldosis von 60 mg/kg nicht überschritten werden. Diese wird auf 3 Gaben aufgeteilt 15(–20) mg/kgKG per os oder rectal). Selbst bei dieser Dosis ist zwar die antipyretische, jedoch nicht eine gute analgetische Wirkung sichergestellt.

Die Dosen per os und rektal sind für Säuglinge und Kleinkinder gleich, bei Schulkindern- und Jugendlichen kann bis zu 75–90 mg/kgKG gegeben werden.

Als i.v. Applikation (Kurzinfusion) sollte:

- Neugeborenen und Kind < 10 kg: 7,5 mg/kg/ED, max. 30 mg/kg/die
- Kinder > 10 kg: 15 mg/kg/ED, max. 60 mg/kg/die (max. 3 g/die) (siehe auch Tabelle 11).

Bei mangelernährten oder exsikkierten Kindern kann es auch schon bei niedrigeren Dosen zu einer Leberfunktionsstörung kommen.

Erwähnenswert ist, dass in den letzten Jahren verschiedene Studien publiziert wurden, die einen Zusammenhang zwischen der Paracetamoleinnahme in der Schwangerschaft und dem bei den Kindern später vermehrten Auftreten von Asthma bronchiale, atopischer Dermatitis und Rhinokonjunktivitis zeigten.

Eine häufige Einnahme von Paracetamol in der Schwangerschaft (20–32. SSW) und in den ersten 6 Lebensmonaten des Kindes verdoppelte das Risiko für Kinder im Alter von 3 Jahren an asthmatischen Beschwerden zu erkranken [71].

Ibuprofen (Nurofen®):

Ist als Nurofen ein sehr gutes, nicht nur analgetisch und antipyretisch wirksames, sondern auch antientzündliches Schmerzmedikament in der Kinderheilkunde, was oft das Paracetamol ablöst. Es kann ab einem Alter von > 3. Lebensmonat entweder als Saft oder als Zäpfchen verabreicht werden, dabei gilt die Dosis von 10 mg/kg ED, max. 40 mg/kg/d (max. 2,4 g) (siehe auch Tabelle 12).

18 Schmerztherapie in der Pädiatrie

Die thrombozytenaggregationshemmende Wirkung muss berücksichtigt werden. Bei Frühgeborenen wird es als speziell zugelassenes i.v. Medikament zum medikamentösen Verschluss des Ductus arteriosus Botalli herangezogen (Therapie über 3 Tage).

Metamizol (Novalgin®):

Wirkt ebenso wie die bereits genannten durch Cyclooxygenasehemmung stark antipyretisch und analgetisch, hat aber zudem noch eine spasmolytische Komponente.

Als Risikofaktor hat es die Entstehung einer Agranulozytose, deren Häufigkeit bei 1:1 Million liegt. Selten kommt es auch bei i.v. Gabe zu einer Anaphylaxie.

Es eignet sich auch bei Säuglingen > 3 Monate und Kindern sehr gut als starkes Analgetikum und kann p.o., rektal oder i.v. (Kurzinfusion) in einer Dosis von 10–15 mg/kg gegeben werden, max. 60–75 mg/kg (max. 5 g/d).

Diclofenac *(Voltaren®):*

Ist erst ab einem Alter von 15 Jahren für die Pädiatrie zugelassen. Es hat postoperativ als gutes Analgetikum und Antiphlogistikum einen hohen Stellenwert, sollte jedoch über längere Zeit nicht ohne einen Magenschutz (z. B. Pantoprazol®) verabreicht werden.

Postoperative Schmerztherapie:

Zur postoperativen Schmerztherapie im Säuglings- und Kindesalter gibt es als Nicht-Opioid-Analgetika lediglich Paracetamol, Ibuprofen und Metamizol. Umso wichtiger ist es, diese postoperative Phase je nach Eingriff und natürlich durch das Führen einer Schmerzskala so gut als möglich für den kleinen Patienten zu gestalten.

Dabei können die oben genanten Cyclooxygenasehemmer sowohl im Wechsel als auch in Kombination mit einem Opioid (**Piritramid (Dipidolor®)**) angewendet werden.

Piritramid wirkt stark analgetisch und auch sedierend, was gerade bei jüngeren Patienten postoperativ von großer Bedeutung sein kann. Es zeigt im Vergleich zu Morphin weniger Nebenwirkungen wie Erbrechen und Darmatonie.

Tab. 11: Empfehlung für die Dosierung von Nicht-Opioiden zur Schmerztherapie in der Pädiatrie [71]

Wirkstoff	Applikationsart	Alter oder Körpergewicht (KG)	Einzel-/ Initialdosis [mg/kg KG]	Folgedosis [mg/kg KG]	Dosisintervall [h]	Tageshöchstdosis [mg/kg KG/d]
Acetylsalicyl-säure	Als Schmerzmedikament in der Pädiatrie obsolet					
Paracetamol	Peroral	< 1 Jahr	20	20	8	60
		1–6 Jahre	30	15	6	75
		> 6 Jahre	30	15	6	90, max. 4 g/d
	Rektal	Frühgeborene*	20	15	12	45
		< 1 Jahr	30	15	8	60
		1–6 Jahre	45	15	6	75
		> 6 Jahre	45	20	6	90, max. 4 g/d
	Intravenös	< 10 kg	7,5	7,5	6	30
		> 10 kg	15	15	6	60, max. 3 g/d
Ibuprofen	Peroral, rektal	< 3 Monate	10	10	6–8	40, max. 2,4 g/d
Metamizol	Peroral, rektal, intravenös (i.v.)	> 3 Monate	10–15 (Kurzinfusion über 15 min)	10–15 (Kurzinfusion über 15 min)	6	60–75 max. 5 g/d
Diclofenac	Peroral, rektal	> 15 Jahre	1	1	8–11	3, max. 150 mg/d

* 31.–38. Schwangerschaftswoche

18 Schmerztherapie in der Pädiatrie

Im Zentrum für Kinder- und Jugendmedizin in Freiburg hat sich folgendes Stufenschema (Abb. 30). als zielführend ermessen:

Da dieses Schema je nach erfolgter OP oder interventioneller Prozedur standardisiert festlegt, welche Stufe zu verwenden ist, entsteht so mehr Übersichtlichkeit und es kommt zu weniger Verordnungsfehler. Parallel dazu wird regelmäßig eine Schmerzerfassung mittels Score durchgeführt.

Dadurch ist gerade für die Patienten, die außerhalb einer Intensivstation behandelt werden, eine gute Analgesie gewährleistet.

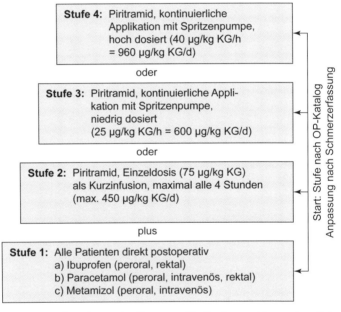

Abb. 30: Stufenschema des Zentrums für Kinder- und Jugendmedizin (ZKJ) der Universitätsklinik Freiburg

19 Medikamentendosierungen im Kindesalter

Die Dosierung von Medikamenten im Kindesalter differiert teilweise sehr stark von der Dosierung beim Erwachsenen. Tabelle 12 stellt verschiedenste, bei Kindern gebräuchliche Medikamente, die Applikationsform und die Dosierung vor. Da für viele der Stoffe keine Zulassung für Neonaten, Säuglinge und Kinder vorliegt, ist die Indikation und Dosierung stets streng zu prüfen; ebenso ist der Applikationsmodus zu beachten [28, 41, 49]:

Tab. 12: Medikamentendosierungen im Neugeborenen- und Kindesalter *(Forts.)*

Medikament	Dosierung	Bemerkung
Acetylcystein	i.v. 5–10 mg/kg/d in 3 ED rektal: 10 % Lsg. 1 : 3 mit NaCl 0,9 verdünnt 3–5 ml alle 6–8 h	bei Paracetamolintoxikation 150 mg/kg ACC über 1 h, dann 50 mg/kg über 4 h, dann 100 mg/kg/16 h, d.h. insgesamt 300 mg/kg/21 h, ACC jeweils in Glukose 5 % lösen
Aciclovir	i.v. 30 mg/kg/d in 3 ED *Encephalitisdosis*	KI über 60 min
Adenosin	i.v. 0,1–max. 0,3 mg/kg/Dosis Dosissteigerung um je 0,1 mg/kg	schnell spritzen, über Drei-Wege-Hahn mit NaCl 0,9 % nachspritzen, EKG-Monitoring

19 Medikamentendosierungen im Kindesalter

Tab. 12: Medikamentendosierungen im Neugeborenen- und Kindesalter *(Forts.)*

Medikament	Dosierung	Bemerkung
Adrenalin 1 : 1.000 = 1 mg/ml 1 : 10.000 = 0,1 mg/ml	**Reanimation:** i.v./i.o. 0,1–max. 1 ml/kg *Perfusor:* 0,01–2 µg/kg/min **Anaphylaxie:** unverdünnte Lösung (d.h. 1 : 1.000): 0,1 ml/10 kg s.c./i.m., i.v. Applikation nur bei Schock oder: 1 : 10.000: 0,1 ml/kg = 10 µg/kg i.m. **Krupp:** Adrenalin : NaCl 0,9 % = 1:1 verdünnt, ggf. auch Adrenalin pur per inhalationem (*Cave:* HF!)	Dosis jeweils auf 1 : 10.000 verdünnte Lösung bezogen
Aldactone (Spironolacton)	i.v. initial (Sgl.) 2–3 mg/kg, dann 1,5–2 mg/kg/d bei älteren Kindern initial 4–5 mg/kg/d, dann 1–2 mg/kg/d oral: 2–3 mg/kg/Tag	
Amiodaron	i.v. 5 mg/kg (als DTI 10–15 mg/kg/d)	über 15 min nicht endotracheal Lichtschutz nur mit Glc. 5 %

Medikamentendosierungen im Kindesalter

Tab. 12: Medikamentendosierungen im Neugeborenen- und Kindesalter *(Forts.)*

Medikament	Dosierung	Bemerkung
Amphotericin B	i.v. 0,1–0,25 mg/kg/d, steigern alle 2 Tage bis max. 1 mg/kg/d	Kurzinfusion, Einzeldosis/d, kein NaCl 0,9 %, sondern Glukose 5 % als Trägerlösung
Ampicillin	Neugeborene (< 1. LW): i.v./i.m. 50 mg/kg/d in 2 ED (> 1.LW): i.v./i.m. 100–200 mg/kg/d in 3 ED Sgl.: 100–300 mg/kg/d i.v. in 3 ED Kinder: 80–300 mg/kg/d i.v. in 3 ED 50–100 mg/kg/d p.o. in 3 ED	bei Meningitis: 150 (NG < 1. LW) – 300 mg/kg (NG > 1. LW in 4 ED)
Atenolol	i.v. 0,05 mg/kg alle 5 min bis Wirkung, max. 4 Dosen	keine Erfahrung bei Kindern
AT III (Kybernin®)	1 E/kg erhöht die Aktivität um 1 %	
Atracurium	i.v. 0,5 mg/kg, Perfusor: 0,4–1 mg/kg/h	
Atropin	i.v. 0,01–0,025 mg/kg	
Biperiden	langsam i.v./i.m. 0,05–0,1 mg/kg	ggf. nach 6 h wiederholen

19 Medikamentendosierungen im Kindesalter

Tab. 12: Medikamentendosierungen im Neugeborenen- und Kindesalter *(Forts.)*

Medikament	Dosierung	Bemerkung
Ca^{2+}-Gluconat 10 %	i.v. 0,2–0,5 ml/kg langsam (bei Hypocalcämie: Kurzinfusion)	ggf. nach 3–5 min wiederholen *Cave:* Nur unter EKG-Kontrolle
Captopril	p.o. Testdosis: 0,1 mg/kg, dann steigern bis 1 mg/kg pro ED alle 8 h	
Cefaclor	p.o. 30–100 mg/kg/d in 3 ED	
Cefotaxim	i.v. 50–100 mg/kg/d in 3 ED bei Meningitis, Epiglottitis 200 mg/kg/d in 4 ED	Dexamethason vor erster Antibiotikagabe bei Verdacht auf Meningitis
Cefuroxim	i.v. 100 mg/kg/d in 2–3 ED, max. 4,5 g/d	
Ceftazidim	i.v. 50–100 (NG) – 200 mg/kg/d in 2–3 ED	
Chloralhydrat	p.s./rect. 30–50–80 mg/kg/Dosis max. 6 stdl. Rectiole: 600 mg	*Cave:* Bitterer Geschmack! Gabe per Magensonde oder rektal
Cimetidin	i.v. 5–10–15 mg/kg alle 12h (NG), alle 6h (> 4 Wochen) 10–20 mg/kg/d in 4 ED bei GI-Blutungen gg. Dauerinfusion	
Cis-Atracurium	i.v. 0,1 mg/kg	Intubationsdosis

Tab. 12: Medikamentendosierungen im Neugeborenen- und Kindesalter *(Forts.)*

Medikament	Dosierung	Bemerkung
Clarithromycin	p.o. 10–15 mg/kg/d in 2 ED	
Clonazepam	i.v. 0,05–0,1-max. 0,5 mg/kg pro ED	*Cave:* Atemdepression, Hypersalivation, nur verdünnt geben
Clonidin	i.v. 0,5–6 µg/kg, Perfusor: 0,5–2,5 µg/kg/h	beim Entzug evtl. höhere Dosierung, *Cave:* Bradykardie, langsam einschleichen
Codein	Analgesie 1–3 mg/kg/ED p.o. 0,5–1 mg/kg max. 3 mg/kg pro ED	
Coffein	i.v./p.o. 10 mg/kg Sättigungsdosis (bis zu 3 x in 48 h), dann 5 mg/kg Erhalt	bei Apnoe-Bradykardiesyndrom, p.o. erst wenn Nahrung vertragen wird
Cotrimoxazol	Therapie: oral 6 mg/kg in 2 ED Prophylaxe: 1–2 mg/kg in 1 ED abends	TMP-Anteil (Trimethoprim) zählt bei Berechnung
Dantrolen	i.v. 2,5 mg/kg als Bolus über 15 min	maligne Hyperthermie max. 10 mg/kg
Desmopressin	5–10 µg/Dosis (nicht/kg) alle 12–24 Stunden nasal	
Dexamethason	*Bei Anaphylaxie:* 0,5 mg/kg i.v. Bei Meningitis (vor 1. Antibiotikagabe) 0,6 mg/kg/die im 4 ED ca. 15 Minuten	

Tab. 12: Medikamentendosierungen im Neugeborenen- und Kindesalter *(Forts.)*

Medikament	Dosierung	Bemerkung
Diazepam	i.v./i.m. 0,05–0,3–max. 1 mg/kg rektal 0,2–0,5 mg/kg/Dosis alle 8–12 h	
Diclofenac	p.o./i.v. 1–2 mg/kg/die in 2–3 ED > 15 Jahre: 50–150 mg/die in 2–3 ED p.o. oder rektal	
Dimetindenmaleat	p.o. 0,02–0,1 mg/kg/Dosis alle 8 h i.v. 0,02–0,1 mg/kg KI über 30 min	< 1. LJ: 10–30 Tropfen/die 1.–3. LJ: 30–45 Tropfen/die > 3. LJ: 45–60 Tropfen/die
Dimenhydrinat	oral/rektal oder i.v. 5 mg/kg in 3–4 ED	
Dobutamin	Perfusor: 2–15 µg/kg/min	
Dopamin	Perfusor: 2–15 µg/kg/min	
Erythromycin	30–60 mg/kg/die p.o. in 3 ED	
Etomidat	i.v. 0,2–0,3 mg/kg	Narkoseeinleitung
Fentanyl	i.v./i.m. 1–5 µg/kg/Dosis, Perfusor: 1–max. 10 µg/kg/h	
Flumazenil	5–10 µg/kg/Dosis	Antagonisierung von Benzodiazepinen; auftitrieren, 1 ml = 100 µg

Tab. 12: Medikamentendosierungen im Neugeborenen- und Kindesalter *(Forts.)*

Medikament	Dosierung	Bemerkung
Furosemid	i.v. 0,5–max. 10 mg/kg/Tagesdosis Perfusor: 0,1–1 (max. bis 10) mg/kg/h	
Gentamicin	i.v. 5 mg/kg/die in 2 ED	Spiegel
Hydrocortison	*Akuttherapie bei Nebenniereninsuffizienz:* 50–200 mg/m² KOF sofort i.v., dann in gleicher Dosis Dauerinfus. *Physiologische Dosis:* i.v., i.m. 0,3 mg/kg in 3 ED *Stressdosis:* 100–200 mg/m² KOF in 3 ED *Bei AGS:* p.o.: 15–20 mg/m² KOF in 3 ED i.v.: 12,5 mg/m² KOF in 3 ED	
Ibuprofen (Nurofen Saft)	p.o. 5–10 mg/kg alle 6–8 h	Analgesie, Antipyrese ab 3. LM als Saft rektal: ab 2. Lebensjahr
Ketamin S	i.v. 1–2 mg/kg initial, Wiederholungsdosen: i.v. 0,5–1 mg/kg, i.m. 2,5–5 mg/kg	Narkose *Cave:* Laryngospasmus Hypersalivation, immer in Kombination mit Benzodiazepinen oder Propophol
Lorazepam	buccal, nasal: < 20 kg: 1 mg > 20 kg: 2 mg	

19 Medikamentendosierungen im Kindesalter

Tab. 12: Medikamentendosierungen im Neugeborenen- und Kindesalter *(Forts.)*

Medikament	Dosierung	Bemerkung
Mannit 15–25 % Lsg.	*Hirnödem:* i.v. 0,25–0,5 g/kg über 5 min langsam i.v. max. 4 stdl	bei Serumosmolarität > 320 mosmol/l → Tubulusnekrose!
Metamizol	i.v. 10 mg/kg als KI p.o. 10–15 mg/kg alle 6–8 h	Blutdruck beachten Analgesie, Antipyrese
Midazolam	rektal: 0,5–1 mg/kg oral: 0,5 mg/kg, nasal: 0,2–0,4 mg/kg i.v. 0,1–0,4 mg/kg pro ED Perfusor: 0,1–0,5 mg/kg/h	*Cave:* Atemwegsverlegung bei kraniofazialen Fehlbildungen, Muskelerkrankungen
Milrinon	0,375–0,75 µg/kg/min	bei Kindern unter 12 Jahren nicht zugelassen initial Bolus: 25–50 µg/kg
Mivacurium	i.v. 0,15–0,25 mg/kg	Intubationsdosis
Morphin	i.v. 0,05–0,2 mg/kg pro ED, Perfusor: 0,01–0,1 mg/kg/h	postoperative Analgesie
Naloxon	1–10–100 µg/kg/Dosis	Antagonisierung von Opioiden auftitrieren
Neostigmin	i.v./i.m. 0,1–0,2 mg/kg	Antagonisierung von Muskelrelaxantien, mit Atropin 0,01 mg/kg
Nifedipin	0,01–0,03 mg/kg/h	*Cave:* ethanolhaltige Lösung, Lichtschutz 6 h haltbar
Pancuronium	i.v. 0,1 mg/kg	Intubationsdosis

Tab. 12: Medikamentendosierungen im Neugeborenen- und Kindesalter *(Forts.)*

Medikament	Dosierung	Bemerkung
Paracetamol	p.o./rektal: 15–30 mg/kg pro ED max. 60 mg/kg/d (Säuglinge), 90 (> 6. LJ.) mg/kg/d i.v. 15 mg/kg als KI alle 6–8 h < 10 kg/KG 7,5 mg/kg alle 6–8 h > 10 kg/KG 15 mg/kg alle 6–8 h	Analgesie, Antipyrese i.v. nicht bei Leberschäden
Pethidin	0,5–1 mg/kg	postoperative Analgesie, max. 50 mg/ED
Phenobarbital	i.v. 10–20 mg/kg pro ED, dann Erhalt 5 mg/kg/d	Spiegel!
Phenytoin	i.v. 5 mg/kg/d in 2 ED *Status epilepticus:* 15 mg/kg über 30 min	eigener Zugang, mit NaCl 0,9 % oder Aqua vor- und nachspülen, kein Kontakt mit Glukoselösungen Spiegelbestimmung
Piritramid	0,075–0,2 mg/kg	postoperative Analgesie, auftitrieren
Propafenon	i.v. 0,5–1 mg/kg/Dosis, Perfusor: 4–7 µg/kg/min	sehr langsam spritzen
Propofol	Narkoseinduktion 2–4 mg/kg, dann 5–10 mg/kg/h	keine Langzeitsedierung!!
Prostazyklin	i.v. Iloprost 1–2-(5) ng/kg/min	per Inhalation 10–25 ng/kg über 15 min.

19 Medikamentendosierungen im Kindesalter

Tab. 12: Medikamentendosierungen im Neugeborenen- und Kindesalter *(Forts.)*

Medikament	Dosierung	Bemerkung
Prednisolon	1–2 mg/kg i.v. Asthmaanfall: 5–10 mg/kg Allergische Reaktion mit pulmonaler Symptomatik: 10 mg/kg	
Prostaglandin E1	0,01–0,1 µg/kg/min 5–25–(50) ng/kg/min	*Cave:* Apnoegefahr Wiedereröffnung des Ductus arteriosus botalli
Protamin	i.v. 1 ml Antagonisieren 1000 IE Heparin	
Rocuronium	i.v. 0,6–1 mg/kg	Intubationsdosis
Succinylcholin	i.v. 1–2 mg/kg	Intubationsdosis
Sufentanil	0,1–10 µg/kg/h	Dosisanpassung abhängig von den zusätzlich verwendeten Sedativa und Narkosegasen
Sultanol	Inhalation: 1–3 Tropfen/Lebensalter, max. 10–20 Tropfen/ED	unter Monitorüberwachung

Tab. 12: Medikamentendosierungen im Neugeborenen- und Kindesalter *(Forts.)*

Medikament	Dosierung	Bemerkung
Suprarenin	*Anaphylaxie:* Adrenalin 10 μg/kg i.m./s.c. (Suprarenin® 1 : 10.000 ⌀ 0,1 ml/kg) oder Adrenalin (Suprarenin® 1 : 1.000): 0,1 ml je 10 kg i.m./s.c., nur im Schock i.v. *Reanimation:* (Adrenalin 1 : 10.000): 0,1 ml/kg i.v., i.o., e.t.: 1 ml/kg	
Thiopental	i.v. NG: 5–8 mg/kg Kleink: 4–6 mg/kg Perfusor: 2,5–10 mg/kg/h	Dosisanpassung nach Spiegel, Online-EEG, Intensivüberwachung
Vasopressin	0,4 E/kg 1 Ampulle: 20 E	bei Reanimation und Uneffektivität von Adrenalin
Vecuronium	i.v. 0,1 mg/kg/Dosis, Perfusor: 0,1 mg/kg/h	

i.v. = intravenös p.s. = per sonde s.c. = subcutan
rect. = rectal p.o. = per os i.m. = intramuskulär
buc. = buccal nas. = nasal NG = Neugeborene
ED = Einzeldosis LW = Lebenswoche KOF = Körperoberfläche
LJ = Lebensjahr e.t. = endotracheal E = Einheiten
KI = Kurzinfusion Sgl. = Säugling HF = Herzfrequenz
DTI = Dauer-Tropf-Infusion   i.o. = intraossär

20 Tipps und Tricks

20.1 Vitalparameter nach Alter

Alter	Herzfrequenz/ Minute	Systolischer Blutdruck	Atemfrequenz
Neugeborene	94–145	60+10	40
1 Monat	115–190	80+10	24–30
6 Monate	110–180	89+29	24–30
1 bis 2 Jahre	100–160	96+30	20–24
2 bis 3 Jahre	90–150	99+25	16–22
4 bis 5 Jahre	65–135	99+20	14–20
6 bis 8 Jahre	70–115	105+13	12–20
10 bis 12 Jahre	55–110	112+19	12–20
14 Jahre	55–105	120+20	10–14

Nach [45]

20.2 Ungefähres Körpergewicht nach Alter

Neugeborene	3–4 kg
6 Monate	7 kg
1 Jahr	10 kg
2 bis 3 Jahre	12–14 kg
4 bis 5 Jahre	16–18 kg
6 bis 8 Jahre	20–26 kg
8 bis 10 Jahre	26–32 kg
10 bis 14 Jahre	32–50 kg
14 Jahre	> 50 kg

Nach [45]

20.3 Richtgrößen für endotracheale Tuben

Alter	Innendurchmesser des Tubus (mm)	Außendurchmesser des Tubus (Charrière)
Neugeborene unter 2000 g	2,5	12
2000–3000 g	3	14
über 3000 g	3,5	16
6 Monate	4	18
18 Monate	4,5	20
3 Jahre	5	22
6 Jahre	6	26
8 Jahre	6,5 mit Cuff	28
12 Jahre	7,0 mit Cuff	30
16 Jahre	7,5 mit Cuff	32

> **Merke: Größen ungeblockter/geblockter Tuben**
>
> Formel für Größen ungeblockter Tuben (mm Innendurchmesser): 4,5 + (Alter in Jahren) / 4
>
> Für geblockte Tuben: −0,5 mm

Generell sollte bei Kindern bis zu einem Alter von 8 Jahren nur in Ausnahmefällen bei klinischer Indikation ein geblockter Tubus verwendet werden.

Cave: Cuffdruckmessung erforderlich.

Kleinfingerregelung: Tubusgröße entspricht kleinem Finger des Patienten (Dig. V).

20.4 Tubuslage

Gewicht (kg)	Tubusgröße (mm)	Tubustiefe (cm*)
1–2	2,5	7–8
2–3	3,0/3,5	8–9
> 3	3,5/4,0	> 9

*Bei Säuglingen Tubustiefe in cm ca.: Gewicht in kg + 6 cm **oral**
Gewicht in kg + 7 cm **nasal**

> **Merke:**
> **Gewicht (kg) = [Alter in Jahren + 4] x 2**
> **Tubusgrößen:**
> **Frühgeborene:** 2,5–3,0 mm ID oder Gestationswoche/10
> **Reife Neugeborene:** 3,0–3,5 mm ID
> **Säuglinge < 1 Jahr:** 4,0–4,5 mm ID
> **Kinder > 1 Jahr:** (Alter in Jahren / 4) + 4
> **Tubustiefe oral** = [Alter in Jahren / 2] + 12
> **Tubustiefe nasal** = [Alter in Jahren / 2] + 15
> **Tubustiefe Neugeborene:** Tiefe ab Unterlippe (cm) = Gewicht (kg) + 6 cm

20.5 Volumenmanagement

20.5.1 Basisflüssigkeitsbedarf in Abhängigkeit vom Alter

0–10 kgKG: 100 ml/kg/Tag

10–20 kgKG: 50 ml/kg/Tag

> 20 kgKG: 20–25 ml/kg/Tag

20.5.2 Flüssigkeitsbedarf bei Dehydratation

1. Jonosteril 0,9 % oder Ringer-Lactat-Bolus 20 ml/kg in 30–60 min i.v.
2. *Defizitersatz* plus Zufuhr des *täglichen Bedarfes* in den nächsten 23 h
   Defizit: geschätzt anhand der Schwere der Exsikkose in Prozent des Körpergewichtes (KG)
   Rechenbeispiel: Körpergewicht des Kindes: 10 kg, Dehydratationsgrad 5 %
   → **Bolus:** 200 ml Jonosteril oder Ringer-Lactat (in ca. 1 h)
   → **Defizitersatz und Basisbedarf (s.o.):** 500 ml + 1000 ml = 1500 ml in nächsten 23 h, bei isotoner Dehydratation: Vollelektrolyt + 5 % Glukoselösung (siehe Kapitel 11 Dehydratation)

20.6 Normwerte Liquor

Glukose: > 45 mg/dl (60 % Blutglucose)

Eiweiß: < 1 Woche: 40–120 mg/dl; < 1 Monat: 20–80 mg/dl; danach 15–40 mg/dl

Zellen: < 1 Woche: < 20/µl; < 1 Monat: < 5/µl; > 1 Monat: < 3/µl

20.7 Cardiopulmonale Reanimation – Übersicht[1]

Alter	Atemfrequenz/ Minute	Herzfrequenz/ Minute	CPR (HDM: Beatmung) 2 Helfer (1 Helfer)
Früh- und Neugeborene (direkt postpartal)	40–60	120–140	1 : 3
Säuglinge und Neugeborene (bis 1. Lebensjahr)	30–40	100–120	15 : 2 (30 : 2)
Kleinkinder (1.–6. Lebensjahr)	25–30	90–120	15 : 2 (30 : 2)
Schulkinder (6.–12. Lebensjahr)	20–25	80–100	15 : 2 (30 : 2)
Jugendliche	15–20	70–90	30 : 2
Erwachsene	10–12	60–80	30 : 2
HDM = Herzdruckmassage			

20.8 Pediatric Trauma Score nach Tepas

Parameter	Punkte: +2	Punkte: +1	Punkte: –1
Körpergewicht	> 20 kg	10 – 20 kg	< 10 kg
Atmung	unauffällig	beeinträchtigt	beatmet
systolischer Blutdruck	> 90 mmHg	50 – 90 mmHg	< 50 mmHg
Frakturen	keine	geschlossen	multiple/offene
offene Wunden	keine	klein	groß/ penetrierend
ZNS	unauffällig	eingetrübt	komatös

---

[1] Siehe Kapitel 5 Defibrillation

20.9 Glasgow Coma Scale für Kinder

Parameter	Punkte					
	1	2	3	4	5	6
Öffnen der Augen	nicht	auf Schmerzreiz	auf Anruf	spontan	spontan	spontan
motorische Reaktion	keine	abnorme Streckung	abnorme Beugung	gezielte Abwehr bei Schmerzreiz	gezielte Abwehr bei Berührung	befolgt Aufforderung
verbale Antwort	keine	Stöhnen auf Schmerzreiz	Schreien auf Schmerzreiz	irritiertes Schreien	verständliche Worte oder Plappern	

Nach Alterseinteilung

Punkte	> 5 Jahre	2–5 Jahre	< 2 Jahre
5	Orientiert	Verständliche Worte	Plappernde Sprache
4	Verwirrt	Unverständliche Worte	Schreien, aber tröstbar
3	Unzusammenhängende Worte	Persistierendes untröstliches Schreien	Persistierendes untröstliches Schreien
2	Unverständlich	Stöhnen oder unveränderliche Laute	Stöhnen oder unveränderliche Laute
1	Keine	Keine	Keine
mod. nach Baenzinger O. et al (2006) Schweiz Med Forum 6:393–397			

20.10 Thoraxdrainagen: Größen nach Körpergewicht

< 2 kg	8–10 CH
2–4 kg	8–10–12 CH
4–6 kg	12–16 CH
6–15 kg	16–24 CH
15–30 kg	20–28 CH
ab 30 kg	28–36 CH

20.11 Sepsis (Sofa-Score)

System	0	1	2	3	4
Respiration PaO_2/FiO_2, mmHg (kPa)	≥400 (53,3)	<400 (53,3)	<300 (40)	Beatmung <200 (26,7)	Beatmung <100 (13,3)
Gerinnung Thrombozyten, x $10^3/\mu l$	≥150	<150	<100	<50	<20
Leber Bilirubin, mg/dl (µmol/l)	<1,2 (20)	1,2-1,9 (20-32)	2,0-5,9 (33-101)	6,0-11,9 (102-204)	>12,0 (>204)
Herz-Kreislauf Hypotonie Katecholamine µg/kg/min	MAD > 70 mmHg	MAD < 70 mmHg	Dopamin < 5 oder Dobutamin (jede Dosis)	Dopamin 5,1-15 oder Adrenalin ≤0,1 oder Noradrenalin ≤0,1	Dopamin >15 oder Adrenalin >0,1 oderr Noradrenalin >0,1
ZNS Glasgow Coma Scale	15	13-14	10-12	6-9	<6
Niere Kreatinin, mg/dl (µmol/l) Urinausschiedung, ml/Tag	<1,2 (<110)	1,2-1,9 (110-170)	2,0-3,4 (171-299)	3,5-4,9 (300-400) <500	>5,0 (>440) <200

aus: Vincent et al. Int Care Med 1996, 22: 707

21 Notfallalgorithmen

21.1 Basismaßnahmen Kinderreanimation (ERC 2015)[1]

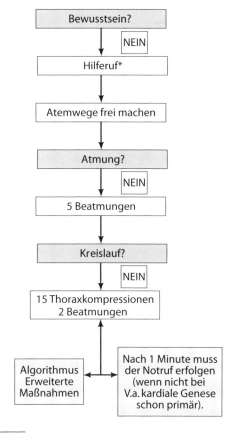

Notfallalgorithmen
Basismaßnahmen Kinderreanimation

---

[1] Siehe Kapitel 5 Defibrillation

21 Notfallalgorithmen

21.2 Erweiterte Maßnahmen Kinderreanimation (ERC 2015)

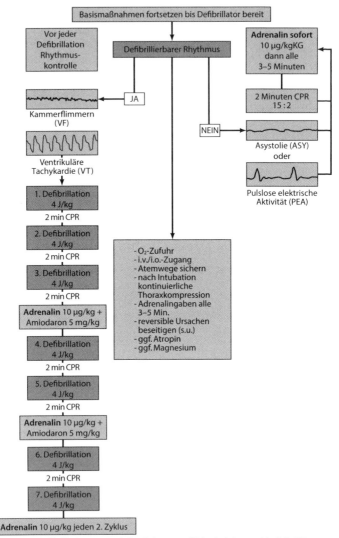

Defibrillation: nur 1 x, keine Serie; mono-/biphasisch: immer 4 Joule/kgKG; kleinere Paddles bis ca. 1 Jahr; am besten Selbstklebepaddles.

Reversible Ursachen eines Herzstillstandes:			
Hypoxie	Hyper-/Hypokaliämie	Herzbeuteltamponade	Thromboembolie
Hypovolämie	Hypothermie	Intoxikation	Spannungspneumothoraces

21.3 Fremdkörperaspiration (ERC 2015)[1]

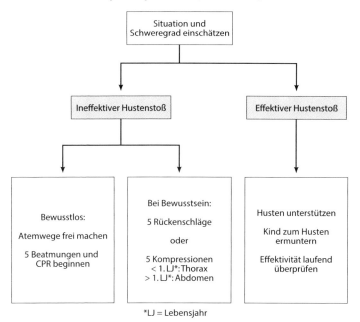

---

[1] Siehe Kapitel 8.1 Fremdkörperaspiration

21 Notfallalgorithmen

21.4 Patient mit Asthmaanfall

Patient mit Asthmaanfall

Schwere des Anfalls[1]

Leichter-mittelschwerer Anfall
- Unvermögen, einen längeren Satz während eines Atemzuges zu vollenden
- Gebrauch der akzessorischen Atemmuskulatur
- AF < 30/min; HF < 120/min

Schwerer Anfall
- Unvermögen, einen längeren Satz während eines Atemzuges zu vollenden
- Gebrauch der akzessorischen Atemmuskulatur
- sitzende Position, Arme abgestützt
- AF > 5 J > 30/min; 2-5 J > 40/min
- HF > 5 J > 120/min; 2-5 J > 130/min
- SaO₂ < 90% unter Raumluft

Lebensbedrohlicher Anfall
- Sitzende Position, Arme abgestützt
- Pulsfrequenz: Eine Zunahme bedeutet eine Verschlechterung; bei ausbleibender klinischer Besserung ist ein Abfall als ein präfinales Ereignis aufzufassen
- Zyanose, arterielle Hypotonie
- kein Atemgeräusch („Stille Lunge")
- Erschöpfung, Konfusion
- SaO₂ < 85% (PaO₂ < 6 kPa bzw. 45 mmHG) unter Raumluft
- PaCO₂ erhöht (> 6 kPa bzw. 45 mmHg)

Initialtherapie in Arztpraxis/ Rettungswagen
- 2-4 Hübe eines SABA (z.B. Salbutamol) ggf. alle 20-30 Min. (max. alle 10 Min.)[2]
- evtl. 2-3 l/min Sauerstoff über Maske oder Nasensonde (Ziel: SaO₂ > 92%)[3]
- evtl. 1-2 mg/kg KG Prednisolon oral (evtl. mit höherer Dosis rektal)[5]
- Selbsthilfetechniken zur Atemerleichterung[4]

Initialtherapie in Arztpraxis/ Rettungswagen
- 2-4 Hübe eines SABA (z.B. Salbutamol) ggf. alle 20-30 Min. (max. alle 10 Min.)[2]
- 2-3 l/min Sauerstoff über Maske oder Nasensonde (Ziel: SaO₂ > 92%)
- 1-2 mg/kg KG Prednisolon oral oder i.v. (evtl. mit höherer Dosis rektal)[5]
- Selbsthilfetechniken zur Atemerleichterung[4]

Umgehende Einweisung in Krankenhaus mit Notarztbegleitung

Notfallalgorithmen 21

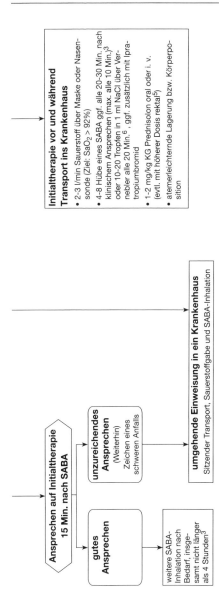

Ansprechen auf Initialtherapie 15 Min. nach SABA

gutes Ansprechen
weitere SABA-Inhalation nach Bedarf, insgesamt nicht länger als 4 Stunden[3]

unzureichendes Ansprechen (Weiterhin) Zeichen eines schweren Anfalls

umgehende Einweisung in ein Krankenhaus
Sitzender Transport, Sauerstoffgabe und SABA-Inhalation

Initialtherapie vor und während Transport ins Krankenhaus
- 2–3 l/min Sauerstoff über Maske oder Nasensonde (Ziel: $SaO_2 > 92\%$)
- 4–8 Hübe eines SABA ggf. alle 20–30 Min. nach klinischem Ansprechen (max. alle 10 Min.),[3] oder 10–20 Tropfen in 1 ml NaCl über Vernebler alle 20 Min.[6], ggf. zusätzlich mit Ipratropiumbromid
- 1–2 mg/kg KG Prednisolon oral oder i. v. (evtl. mit höherer Dosis rektal[5])
- atemerleichternde Lagerung bzw. Körperposition

[1] zur Einordnung in einen Schweregrad muss mindestens ein Kriterium erfüllt sein
[2] bei hoher Dosierung der SABA (short acting beta agonist) ist Augenmerk auf unerwünschte systemische Wirkungen, wie z.B. tachykarde Herzrhythmusstörungen, zu richten!
[3] bei Kindern mit einem $SaO_2 < 92\%$ nach initialer medikamentöser Bronchodilatation sollte Sauerstoff über eine eng sitzende Gesichtsmaske oder eine Nasensonde in einer Dosierung appliziert werden, mit der eine Sauerstoffsättigung > 92% erreicht werden kann
[4] atemerleichternde Körperstellungen (Arme aufgestützt), dosierte Lippenbremse
[5] rektale Dosis beträgt 100 mg
[6] Cave: Bezieht sich auf die Inhalationslösung: 1 ml (= 20 Tr.) Inhalationslösung entspricht 5 mg Salbutamol; 1 ml Fertiginhalat entspricht 0,5 mg Salbutamol

Siehe Kapitel 9 Asthma bronchiale

21.5 Medikamentengabe bei zerebralem Krampfanfall und Status epileptikus

Zeit/Ort	Medikament	Dosierung	Komplikation
Bis 5 min zu Hause mit/ohne i.v. Zugang	Diazepam rektal (1. Wahl bei Säuglingen und Kleinkindern)	Neugeb.: ½ Rectiole 5 mg Säugling: < 10 kg: 5 mg Kind > 10 kg: 10 mg Schulkind: 10–20 mg Erwachsener: 20–30 mg oder: 0,5–0,7 mg/kg	Atemdepression
	oder: **Midazolam** (Dormicum®) nasal oder buccal	0,2 mg/kg der i.v. Lösung	Atemdepression
5–30 min beginnender Status epilepticus, Notarzt oder Klinik	Lorazepam i.v. Tavor (1. Wahl)	0,05–0,1 mg/kg (ggf. repetitiv, aber max. 4 mg), ggf. nach 10 Minuten wiederholen	Atemdepression, Hypotension, Laryngospasmus
	oder: **Clonazepam** i.v. Rivotril®	Kinder: 0,01–0,05 mg/kg (max. 6 mg absolut im Status epilepticus) Erwachsene: 0,01–0,03 mg/kg 2 mg/min. in Aqua gelöst	Atemdepression

Notfallalgorithmen 21

Zeit/Ort	Medikament	Dosierung	Komplikation
	oder: **Diazepam** i.v. *oder:* **Pyridoxin** 100 mg i.v. zusätzl. bei Kindern < 2 Jahren	0,2–0,5 mg/kg	Atemdepression kürzere Wirksamkeit als Lorazepam/ Clonazepam
30–60 min etablierter Status epilepticus in der Klinik	**Phenytoin** i.v. (Phenhydan Infusionskonzentrat primär bei älteren Kindern ohne Phenytoin Vorbehandlung)	15–20 mg/kg in 30 Minuten In NaCl 0,9 % oder Aqua lösen, **separater Zugang**	Arrhythmie Blutdruckabfall
	oder: **Phenobarbital** i.v. (primär bei jungen Kindern oder mit Phenytoin Vorbehandlung)	5–10 (max. 20) mg/kg	Blutdruckabfall, Ateminsuffizienz besonders nach Benzodiazepinen
ab 60 min refraktärer Status epilepticus	**Midazolam** Dauerinfusion	0,2 mg/kg Bolus, Dauertropf, alle 15 min steigern 0,1–0,4 mg/kg/h in NaCl 0,9 % lösen, separater Zugang	Atemdepression
	oder: **Thiopental** i.v.		Atem- und Kreislaufdepression Online-EEG

Aus [41] und [48]

21 Notfallalgorithmen

21.6 Bradykardie mit tastbarem Puls, aber schlechter Perfusion[1]

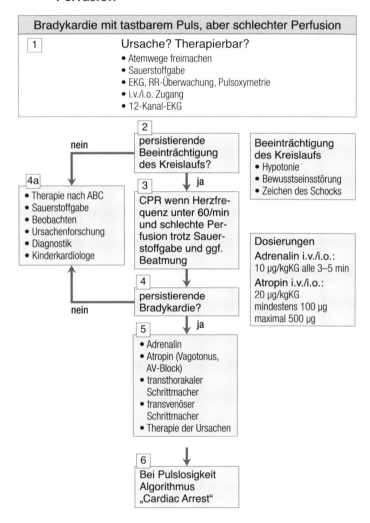

---

[1] Siehe Kapitel 7.2.1 Bradyarrhythmien

21.7 Ventrikuläre Tachykardie[1]

Ventrikuläre Tachykardie

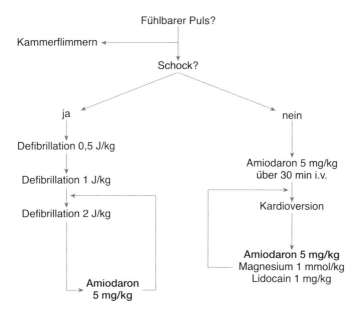

---
[1] Siehe Kapitel 7.2.2 Tachyarrhythmien

21 Notfallalgorithmen

21.8 Therapieablauf bei Supraventrikulärer Tachykardie (SVT)[1]

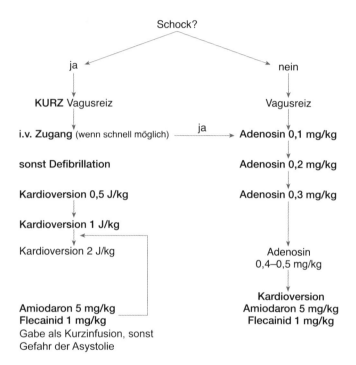

---

[1] Siehe Kapitel 7.2.2 Tachyarrhythmien

21.9 Tachykardie mit tastbarem Puls, aber schlechter Perfusion[1]

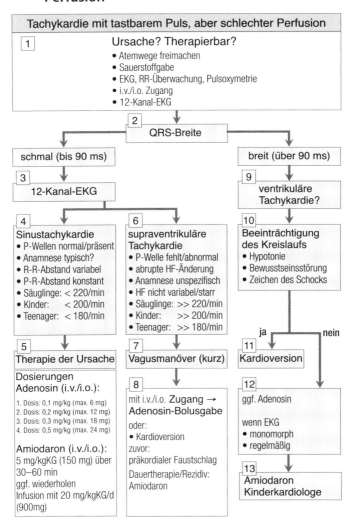

---
[1] Siehe Kapitel 7.2.2 Tachyarrhythmien

21 Notfallalgorithmen

21.10 Algorithmus der Neugeborenenreanimation[1, 2]

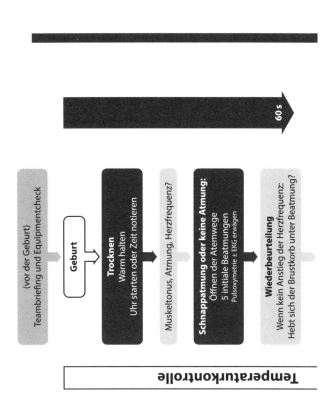

---

[1] Siehe Kapitel 1.4 Anpassungsstörungen und Neugeborenenreanimation
[2] © German Resuscitation Council (GRC) und Austrian Resuscitation Council (ARC) 2015

Notfallalgorithmen

In jeder Phase: Brauche ich Hilfe?

Akzeptable präduktale SpO$_2$
- 2 Min. 60%
- 3 Min. 70%
- 4 Min. 80%
- 5 Min. 85%
- 10 Min. 90%

Erhöhung der Sauerstoffkonzentration (wenn möglich mittels Pulsoxymetrie)

Wenn sich der Brustkorb nicht hebt:
Repositionierung des Kopfes
2-Hände-Esmarch-Handgriff
und Atemwegshilfen erwägen
Wiederholen der initialen Beatmungen
Pulsoxymetrie ± EKG erwägen

Wiederbeurteilung
Wenn keine Besserung der Herzfrequenz:
Hebt sich der Brustkorb unter Beatmung?

Wenn sich der Brustkorb hebt:
Wenn keine Herzfrequenz feststellbar
oder < 60/Minute
Beginn mit Herzdruckmassage
Herzdruckmassage: Beatmungen 3:1

Alle 30 Sekunden Herzfrequenz beurteilen
Wenn keine Herzfrequenz feststellbar
oder < 60/Minute
Zugang und Medikamente erwägen

Information an Eltern/Teamdebriefing

Temperaturkontrolle

22 Toxikologie in der Pädiatrie

22.1 Klinisch wichtige Antidote/s

Intoxikation:	Antidot:
Zyanidintoxikation	Hydroxocobalamin, 4-DMAP
Kohlenmonoxid, Rauchgas	Sauerstoff
Ethylenglycol	Fomepizol
Methanol	Fomepizol und Ethanol
Betablocker/Kalziumantagonisten	Glucagon
Digitalis	Digitalisantitoxin (Fab-AK)
Parasympathomimetika, Organophosphate, Carbamate	Atropin
Benzodiazepine	Flumazenil
Paracetamol	N-Acetylcystein
Opiate	Naloxon
Anticholinergika	Physostigmin
Methämoglobin	Methylenblau
Lokalanästhetika	ggf. Lipidinfusionen

Aus [62]

22.2 Toxikologische Tabellen

Substanz	Sicher unbedenkliche Dosis (kein Vermerk = unter normalen Umständen ungiftig)
MEDIKAMENTE	
Acetylcystein	Vorsicht bei Kombinationspräparaten
Ambroxol	Vorsicht bei Kombinationspräparaten
Antazida	Vorsicht bei Kombinationspräparaten
Bromhexin	Vorsicht bei Kombinationspräparaten
Calciumpräparate	10 Tabletten
Kortikoide	
Fluoride zur Kariesprophylaxe	100 mg Fluorid
Homöopathika	ab D4 und höher, nur Aconitum napellus erst ab D5, Alkoholgehalt bei Tropfen berücksichtigen
Iodtabletten zur Strumaprophylaxe	
Ovulationshemmer	1 Monatspackung
Vitamin A	50.000 I.E.
Vitamin B,C,K Vitaminkomplexe	
Vitamin D	50.000 I.E.
HAUSHALTSMITTEL, KOSMETIKA	
Beißringflüssigkeit	
Bleistiftminen	
Blumenwasser	gastroenteritische Beschwerden möglich

22 Toxikologie in der Pädiatrie

Substanz	Sicher unbedenkliche Dosis (kein Vermerk = unter normalen Umständen ungiftig)
Buntstiftminen	
Düngemittel	0,5g/kg: gilt für alle Haushaltsprodukte
Faserstifte	
Filzstifte	gilt nicht für Textmarker
Fingerfarben	
Kreide	
Kühlflüssigkeit	Kühlakkus für Lebensmittel (nicht Motorkühlflüssigkeit)
Lippenstifte	
Parfum	1 Schluck (*Cave:* Alkoholgehalt)
Pflegecremes/-salben	
Rasierwasser	1 Schluck (*Cave:* Alkoholgehalt)
Shampoo	schäumend: Gabe von Dimeticon
Streichhölzer	Inhalt einer Schachtel
Süßstofftabletten	20 Tabletten
Tinte	1 ml/kg, gilt nicht für Spezialtinten für PC-Drucker
Wachsmalstifte	
Waschpulver	schäumend: Gabe von Dimeticon
Pflanzen	
Dattelpalme	
Eberesche	eine Hand voll
Eichel	3 Früchte
Ficus-Arten	
Fleißiges Lieschen	

Substanz	Sicher unbedenkliche Dosis (kein Vermerk = unter normalen Umständen ungiftig)
Flieder, Fuchsie	
Gänseblümchen, Gummibaum	
Gemeiner Schneeball	10 Beeren
Hagebutte, Hibiskus	
Falscher Jasmin, Judenkirsche	
Liguster	5 Beeren
Maiglöckchen	3 Früchte
Maulbeere, Mehlbeere	
Rosskastanie	2 Früchte
Sanddorn, Schlehe	
Schneeball	10 Beeren
Schneebeere	5 Beeren
Stiefmütterchen, Usambaraveilchen	
Vogelbeere	eine Hand voll
Weihnachtskaktus, Weißdorn	
Zierapfel, Zierkirsche, Zierpflaume	
Zwergmispel	

Nach [47]

Substanz
Wichtigste giftige Beeren und Pflanzen
Aronstab Bohnen, rohe Efeu, Eibe Fingerhut Goldregen Lebensbaum Nachtschatten, bittersüßer und schwarzer Oleander, Rhododendron
Sehr giftige Pflanzen
Bilsenkraut Eibe (Nadeln) Eisenhut-Arten Engelstrompete Herbstzeitlose Paternostererbse Schierling, gefleckter Seidelbast-Arten Stechapfel Tollkirsche Wasserschierling Wunderbaum/Palma Christi/Rizinus

Nach [47]

23 Literatur

[1] Vereinbarung über die Zusammenarbeit in der operativen Gynäkologie und in der Geburtshilfe der Deutschen Gesellschaft für Anästhesiologie und des Berufsverbandes Deutscher Anästhesisten mit der Deutschen Gesellschaft für Gynäkologie und Geburtshilfe und dem Berufsverband der Frauenärzte. Anästh. Intensivmed. 7/8 (37) (1996) 414–418.

[2] PALME-COLANDER C: Methods of resuscitation in low-APGAR-score newborn infants: a national survey. Acta Paediatr 81 (1992) 739–744.

[3] SUGGESTED OD: Practical aspects of resuscitating asphyxiated newborn infants. Eur J Pediatr 157 (1998) 11–15.

[4] APGAR V: A proposal method of evaluation of the newborn infant. Curr Res Anaesth 32 (1953) 260–267.

[5] MONTOYA EK: Respiratory Physiology in Infants and Children. In: SMITH: Anaesthesia for Infants and Children. 6th Edition. Mosby, St. Louis (1996) 11–67.

[6] STRAFFORD MA: Cardiovascular Physiology. In: SMITH: Anaesthesia for Infants and Children. 6th Edition. Mosby, St. Louis (1996) 69–104.

[7] BASSINETTE B, DAVIS PJ: Thermal Regulation – Physiology and Preoperative Management in Infants and Children. In: SMITH: Anaesthesia for Infants and Children. 6th Edition Mosby, St. Louis (1996) 139–158.

[8] RITZEFELD S, SINGER D, SPEER CP: Erstversorgung und Reanimation von Neugeborenen – Techniken, Indikation und Gefahren. Z Geburtsh Neonatol 199 (1995) 199–202.

[9] American Heart Association and International Liaison Committee on Resuscitation: Guidelines 2000 for Cardiopulmonary Resuscitation and Emergency Cardiovascular Care. Part 11: Neonatal Resuscitation. Circulation 192 (2000) 1–343.

[10] BRUNCHFIELD DJ, PREZIOSI MP, LUCAS VW et al.: Effect of graded doses of epinephrine during asphyxia inducted bradycardia in newborn lambs. Resuscitation 25 (1993) 235–244.

[11] BERG RA, OTTO CW, KERN KB et al.: A randomized, blinded trail of high-dose epinephrine versus standard-dose epinephrine in a swine model of paediatric asphyxia cardiac arrest. Crit Care Med 24 (1996) 1695–1700.

23 Literatur

[12] Papile LA, Burstein J, Burstein R et al: Relationship of intravenous sodium bicarbonate infusions and cerebral intraventricular haemorrhage. J Pediatr 93 (1978) 834–836.

[13] Black RE, Johnson D, Matlak M: Bronchoscopic removal of aspirated foreign bodies in children. J Pediatr Surg 29 (1994) 682–684.

[14] Zerella JT, Dimler M, McGill LOC, Pippus KJ: Foreign body aspiration in children. Value of radiography and complications of bronchoscopy. J Pediatr Surg 33 (1998) 1651–1654.

[15] Wunsch R, Wunsch C, Darge K: Fremdkörperaspiration. Radiologie 39 (1999) 461–471.

[16] Nakhosteen JA, Inderbitzi R: Atlas und Lehrbuch der thorakalen Endoskopie – Bronchoskopie – Thorakoskopie. 3. Aufl. Springer, Berlin, Heidelberg (1993).

[17] Debeljak A, Sorli J, Music E, Kecelj P: Bronchoscopic removal of foreign bodies in adults: experience with 62 patients from 1974–1998. Eur Respir J 14 (1999) 792–795.

[18] Machotta A: Anästhesiologisches Management zur Endoskopie der Atemwege bei Kindern. Anaesthesist 51 (2002) 668–678.

[19] Adelmann RD, Solhung MJ: Pathopysiology of body fluids and fluid therapy. In: Behrman RE, Kliegman RM, Arvin AM (eds): Nelson's Textbook of Pediatrics. 14. Ed. Saunders Philadelphia (1996).

[20] Hecker W: Dehydratationszustände im Säuglingsalter. In: Kretz FJ, Beushausen T (Hrsg): Das Kinder-Notfall-Intensiv-Buch. 2. Aufl., Urban & Fischer, München, Jena (2002).

[21] Kruse K: Wasser-, Elektrolyt- und Säure-Basen-Haushalt. In: Koletzko B, von Harnack (Hrsg.): Kinderheilkunde. 11. Aufl. Springer, Berlin (2000).

[22] Stölting RK: Pharmacology & Physiology in Anaesthetic Practice. 2nd Edition. Lippincott, Philadelphia (1991).

[23] www.giftnotruf.de/www.giftberatung.de

[24] Goldstein B, Doody D, Briggs S: Emergency intraosseus infusion in severely burned children. Pediatr Emerg Care 6 (1990) 195.

[25] Coté CJ: Anaesthesia for Children with Burns. In: Smith: Anaesthesia for Infants and Children. 6th Edition. Mosby, St. Louis (1996) 771–783.

[26] Doose H: Epilepsien im Kindes- und Jugendalter. 10. Aufl. Desitin Arzneimittel GMBH, Hamburg (1995).

[27] Matthes A, Schneble H: Epilepsien. 6. Aufl. peri–med, Erlangen (1999).

Literatur 23

[28] Kretz FJ, Beushausen T (Hrsg): Das Kinder-Notfall-Intensiv-Buch. 2. Aufl., Urban & Fischer, München, Jena (2002).

[29] Reinhold P, Usselmann J: Der nichtbestimmungsgemäße Gebrauch zugelassener Medikamente in der Anästhesie. Anästh Intensivmed 10 (40) (1999) 701–708.

[30] Büttner W, Hagemann H, Stratmann C: Arzneimittelzulassung und Therapiefreiheit. Anästh Intensivmed 10 (40) (1999) 711–713.

[31] Rote Liste 2002: Arzneimittelverzeichnis für Deutschland (2002)

[32] Stölting RK: Pharmacology & Physiology in Anaesthetic Practice. 2nd Edition. Lippincott, Philadelphia (1991).

[33] Kretz FJ: Anästhesie, Intensiv- und Notfallmedizin. Thieme, Stuttgart (1998).

[34] Spirey WH: Intraosseus infusion. J Pediatr 111 (1987) 639–643.

[35] Obladen M: Neugeborenenintensivpflege. Springer (2011).

[36] Möller J: Perinatologie. Uni-med (2004)

[37] Becke K, Landsleitner B: Kardiopulmonale Reanimation im Kindesalter, Pädiatrie up2date (1) (2007).

[38] Richmond S., Wyllie J.: Versorgung und Reanimation des Neugeborenen, Leitlinien ERC 2015.

[39] ERC – European Resuscitation Council: 2015

[40] Püst B, Aksu F: Klinik, Behandlung und Verlauf von Fieberkrämpfen. Monatsschrift Kinderheilkunde 155: 419–424 (2007)

[41] Nicolai T: Pädiatrische Notfall- und Intensivmedizin 2. Aufl. Springer (2004).

[42] Klassen PT: Glucocorticoid in the treatment of croup: barking up the right tree CMAJ 159 (9) 1121–1122 (1998)

[43] Lentze M, Schaub BJ, Schulte EF: Pädiatrie. Springer (2001).

[44] AWMF 2006: Asthmatherapie bei Kindern

[45] Stopfkuchen H: Notfälle im Kindesalter: Wissenschaftl. Verlagsgesellschaft (1998)

[46] Vergiftungs- Informations-Zentrale Freiburg

[47] Von Mühlendahl KE, Oberdisse U, Bunjes R: Vergiftungen im Kindesalter. 4. Aufl. Thieme (2003)

[48] Leitlinien Zentrum für Kinder- und Jugendmedizin, Universitätsklinik Freiburg

[49] Wigger D, Stange M: Medikamente in der Pädiatrie – Lightfaden. 2. Aufl. Urban & Fischer (2001)

[50] Erler T, Grunske A: Scheinbar lebensbedrohliche Ereignisse im Säuglingsalter, ALTE: apparent life-threatening events. Monatsschrift Kinderheilkunde 151, 520–526 (2003).

[51] Jorch G et al.: Prävention des plötzlichen Säuglingstodes. Monatsschrift Kinderheilkunde 151, 514–519 (2003).

[52] Vain NE, Szyld EG, Prudent LM Wiswell TE, Aquilar AM, Vivas NI: Oropharyngeal and nasopharyngeal suctioning of meconium-stained neonates before delivery of their shoulders: multicentre, randomised controlled trial. Lancet 36, 4: 597–602 (2004).

[53] Tan A, Schulz A: Air versus oxygen for resuscitation of infants at birth. Cochrane Database yst Rev (2004).

[54] Neonatal Resuscitation. Part 7 in International Liaison Committee on Resuscitation 2005a.

[55] Hoehn T, Hansmann G, Bührer C et al.: Therapeutic hypothermia in neonates, Resuscitation; 78: 7–12 (2008).

[56] „Practice Guideline: Salicylate poisoning: An evidence-based consensus guideline for out-of-hospital management. Clin Tox 2007, Vol. 45, No. 2 , Pages 95-131

[57] www.gbe-bund.de von 12.2.2011

[58] de Oliveira Cláudio F, de Oliveira Débora S. F, Troster Eduardo J: ACCM/PALS haemodynamic support guidelines for paediatric septic shock: an outcomes comparison with and without monitoring central venous oxygen saturation

[59] Dellinger RP: Crit Care Med 2013; Surviving Sepsis Campaign: International guidelines for Management of severe Sepsis and septic Shock: 2012

[60] Carcillo JA, Davis AL, Zaritsky A: Role of early fluid resuscitation in pediatric septic shock. JAMA 266: 1242–1256 (1991)

[61] Poisindex®System, toxikologische Datenbank; Klasco RK (Ed): Poisindex®System. Truven Health analytics, Greenwood Village, Colorado (Micromedex, Thomson Reuters)

[62] Petrocheilou A: Viral croup: diagnosis and a treatment algorithm. Pediatr Pulmonol: 49(5): 421-429 (2014)

[63] Hafer, Kielstein et al. Intensivmedizin up2date, 08 (2014)

[64] Grosbüsch S, Haas N: Intensivmedizin up2date, 10 (2014)

[65] Jorch G: Prävention des plötzlichen Kindstodes. Monatszeitschrift Kinderheilkunde 6 (2010)

[66] Krieger E, Gronebarg D: Zum Syndrom des plötzlichen Kindstodes (SIDS)-aktueller Stand der Wissenschaft. Zentralblatt für Arbeitsmedizin, Arbeitsschutz und Ergonomie 7 (2012), aktualisiert 4 (2014)

[67] Möllmann C, Krüger M: Schmerztherapie in der Pädiatrie. Medizinische Monatsschrift für Pharmazeuten 1 (2011)

[68] BREMERICH DH: Postoperative Schmerztherapie im Kindesalter. Anästhesist 50; 102–112 (2001)
[69] ZEMSKY B: Relief of pain and anxiety in ped patients in emergency medical systems. Pediatrics 114: 1348–1356 (2004)
[70] HICKS CL: The Faces pain Scale-Revised: toward a common metric in pediatric pain measurement. Pain (2001)
[71] FARQUHAR H: The acetaminophen and asthma hypothesis 10 years on: A case to answer. J Allergy Clin Imm (2009)
[72] ZERNIKOW B, Schmerztherapie bei Kindern und Jugendlichen. Dtsch Ärzteblatt (2008)
[73] BÜTTNER W, Anäst. Intensivmed. Notfallmed Schmerzth. 33: 353–361 (1998)
[74] KENNEFAKE et al.: Nuances in Pediatric Trauma, Emerg Med Clin N Am 31: 627–652 (2013)
[75] WYLLIE et al.: ERC Guidelines for Resuscitation 2015, 95: 277–286
[76] DEMIRAKA S: Med Klin Intensivmed. Notfallmed 2015, 110: 328–337
[77] The Third International Consensus Definitions for Sepsis and Septic Schock (Sepsis-3), JAMA 2016, 315: 801–810
[78] TIEDER JS, BONKOWSKY JL, ETZEL RA et al. Clinical Practice Guideline: Brief resolved unexplained events (formerly apparent life-threatening events) and evaluation of lower-risk infants: executive summary. Pediatrics, 2016: 137 (5): e20160591
[79] MICHEAL J CORWIN. Acute events in infancy including brief resolved unexplained event (BRUE). UpToDate 2014

24 Autorenverzeichnis

Die Autoren:

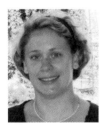

Dr. Cornelia Möllmann
Funktionsoberärztin
Zentrum für Kinder- und
Jugendmedizin der
Universitätsklinik Freiburg
Mathildenstraße 1
79106 Freiburg

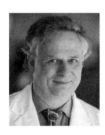

Prof. Dr. Franz-Josef Kretz
Klinik für Anästhesiologie und
operative Intensivmedizin
Olgahospital und Frauenklinik
Kriegsbergstraße 62
70174 Stuttgart

Unter Mitarbeit von:

Dr. Ulrike Mehlig
Kinderchirurgische Klinik
Olgahospital und Frauenklinik
Kriegsbergstraße 62
70174 Stuttgart

Dr. Dipl.-Phys. Christoph Eberius
Klinik für Anästhesiologie und
operative Intensivmedizin
Olgahospital und Frauenklinik
Kriegsbergstraße 62
70174 Stuttgart

PD Dr. Francisco F. Fernandez
Orthopädische Klinik
Olgahospital und Frauenklinik
Kriegsbergstraße 62
70174 Stuttgart

Dr. Sabine Haag
Kinderanästhesiologie
Olgahospital und Frauenklinik
Kriegsbergstraße 62
70174 Stuttgart

Dr. Uwe Stedtler
Leiter Vergiftungs-Informations-Zentrale
Mathildenstraße 1
79106 Freiburg

Stichwortverzeichnis

A

Abdomentrauma (117, 129)
Abnabeln, verzögertes (11)
Acetaminophen (91)
Acetylsalicylsäure (89)
Adaptionsstörung (11)
Adenosin (42)
Adrenalin (41)
Adrenogenitales Syndrom (AGS) (77)
Akrozyanose (49)
Aktivkohle (86)
Alkohol (90)
allergische Reaktion (71)
ALTE (99)
Amiodaron (43)
Analgosedierung (109)
Antidottherapie (89, 168)
Aortenisthmusstenose, präduktale (49)
APGAR-Schema (21)
Apparent Life Threatening Event (99)
Asthma bronchiale (67)
Asystolie (46, 89)
Atemfrequenz (116)
Atemstörung (12)
Atemzugvolumen (116)
Atmung (12)
Atropin (42)
Ausdehnung der Verbrennungsfläche (106)
AV-Block (51)

B

Basisflüssigkeitsbedarf (150)
Basismaßnahmen Kinderreanimation (155)
Beatmung (23)
Beckenfraktur (123)
Beißring (90)
Benzodiazepine (90)
Bland-White-Garland-Syndrom (49)
Blasenabtragung (112)
Blutzuckerregulation (17)
Bradyarrhythmie (52, 162)
Bradykardie (52, 53)
Breitkomplextachykardie, ventrikuläre (55)
Brief Resolved Unexplained Events (99)
Bronchoskopie (59, 92)
BRUE (99)
- lower oder higher risk infants (101)
Brustwirbelkörperfraktur (123)
Buntstifte (90)

C

Calcium (45)
Cardiopulmonale Reanimation (CPR) (61, 152)
chirurgische Erstversorgung (112)
Compartmentsyndrom (113)
Cuffdruckmessung (39, 149)

D

Darmspülung (88)
Defibrillation (46)
Dehydratation (73, 151)
Dialyse (88)
Dimetindenmaleat (71, 142)
Diurese (112)
Ductus arteriosus (15, 16, 17, 49)
Duodenalsonde (112)
Dyspnoe (13, 19)

Stichwortverzeichnis

E

endotracheale Tuben (149)
enterale Ernährung (112)
Epiglottitis (63, 64)
Epiphysenfraktur (126)
erste Vorsorgeuntersuchung (21)
erweiterte Maßnahmen Kinderreanimation (156)
Ethanol (90)
Extremitätenverletzung (125)

F

fetaler Kreislauf (15)
Fieberkrampf (79)
Fingerfarben (91)
Fixateur externe (125)
Fleckenentferner (91)
Fluortabletten (91)
Flüssigkeitsbedarf (151)
Flüssigkeitssubstitution (109)
Flüssigkeitstherapie (111)
Fremdkörperaspiration (36, 58, 62, 67, 150)

G

Gastroschisis (19)
Gefahrstoffe (89)
Geschirrspülmittel (91)
Gesichterskala (131)
Giftelimination (85, 88)
giftige Beeren (172)
giftige Pflanzen (172)
Giftstoffe (89)
Glasgow Coma Scale (96, 119, 153)

H

Haes (72)
Halswirbelsäulenverletzung (122)
Hämatothorax (118)
hämodynamische Besonderheiten (15)
Hämofiltration (88)
Haushaltsmittel (169)
Heimlich-Handgriff (60, 61)
Heimmonitor (104)
Herzfehler (50)
Herzinsuffizienz (51)
Herzrhythmusstörung (51)
Herzstillstand (37)
Hyperkapnie (16)
hypertone Dehydratation (75, 76)
Hypoglykämie (16, 18)
Hypothermie (16, 17, 48, 108)
hypotone Dehydratation (75, 77)
Hypotonie (77)
Hypoxie (16)

I

induziertes Erbrechen (87)
Inhalationstrauma (108, 111)
instabile Beckenverletzung (124)
intensivmedizinische Erstversorgung (111)
Intoxikationen (84)
intramedulläre Versorgung (126)
intraossäre Kanüle (37)
Intubation (28, 39)
isotone Dehydratation (75, 76)

K

Kammerflimmern (46)
Kardiogener Schock (49)
Kardiomyopathie (49)
Kernkörpertemperatur (111)
kindliches Polytrauma (117)
Kindliche Unbehagen-Schmerz-Skala (KUSS) (131)
kolloidales Volumenersatzmittel (112)
Kompressionsbehandlung (113)
kongenitale Fehlbildungen (19)
Kontaktverbrennung (105)
Körpergewicht (148)

Stichwortverzeichnis

Körperoberfläche (KOF) (106)
Kosmetika (169)
Kreide (91)
Kreislaufunterstützung (112)
Krupp-Syndrom (63, 65)

L

Laryngospasmus (143, 160)
Laryngotracheitis (63, 66)
Laxantien (88)
Leberverletzung (118)
Lendenwirbelsäulenverletzung (122)
Lidocain (43)
Liquor, Normwerte (151)
Luxationsfrakturen (125)

M

Magenspülung (87)
Magnesium (45)
Maiglöckchen (91)
Maskenbeatmung, Kontraindikationen (27)
Medikamente (169)
Medikamentendosierungen (137)
medikamentöse Reanimation (41)
Mekoniumaspiration (13, 16, 27)
Meningomyelozele (20, 21)
Milzverletzung (118)
MODS (multiple organ dysfunction syndrom) (114)
Morell-Lavalle-Läsion (125)
MOV (Multiorganversagen) (117)

N

Naloxon (45)
nasogastrale Sonde (112)
Natriumbicarbonat (44)
Neugeborenenreanimation (23)
Neugeborenenversorgung (11)
Neuner-Regel (106)

neurologische Notfälle (79)
Nicht-Opioid-Analgetika (132)
Notfallalgorithmen (155)

O

Oberarmschaftfraktur (125)
Oberschenkelfraktur (125)
ösophagealer Fremdkörper (58)
Ösophagusatresie (19)
Ovulationshemmer (91)

P

Paracetamol (91)
paradoxe Atmung (19)
Parklandformel (111)
PCA-Pumpe (112)
Pediatric Trauma Score (119)
persistierende Fetale Circulation (16)
persistierender Ductus arteriosus Botalli (17)
Petroleum (92)
PFC-Syndrom (16)
Physiologie bei Kindern (114)
physiologische Besonderheiten (11)
plötzlicher Säuglingstod (99)
Pneumothorax (118)
Polytrauma (114)
Puder (92)
Pulslose elektrische Aktivität (PEA) (46)
Pulslose Kammertachykardie (VT) (46)

R

Reanimation (32, 34)
Reanimationsperiode (117)
Rectumverletzung (124)
Rendell-Baker-Maske (23)
respiratorische Besonderheiten (11)
respiratorische Dysfunktion (16)

Stichwortverzeichnis

respiratorische Notfälle (58)
Rhythmusstörung (51)
Rippenfraktur (118, 129)
Rückenmarksverletzung (121)

S

Schädelhirntrauma (117, 120)
Schenkelhalsfraktur (126)
Schmerzen (16)
Schmerztherapie (131)
Schocktherapie, Polytrauma (120)
Sepsis (95)
SIDS (99)
SIRS (systemic inflammatory response syndrom) (114)
SOFA (Sepsis-related Organ Failure Assessment) (95, 96)
Spina bifida (20, 21)
Status asthmatikus (68)
Status epilepticus (81, 160)
stenosierende Laryngotracheitis (65)
Stridor (59, 63, 65, 66, 71)
Sudden Infant Death Syndrome (99)
Sympathomimetika (16)

T

Tachyarrhythmie (54, 163)
Tachykardie (52, 54, 56, 77)
Temperaturregulation (17)
Terbutalin (70)
Tetanusschutz (113)
thermische Verletzungen (105)
Thoraxdrainage (154)
Thoraxkompression (33, 60, 61)
Thoraxtrauma (117, 128)

toxikologische Tabellen (169)
tracheale Aspiration (58)
Tracheo-Bronchoskopie (111)
trizyklische Antidepressiva (93)
Tubuslage (150)

U

U1 (21)
Überrolltrauma des Beckens (124)
Unterarmschaftfraktur (125)
Unterschenkelfraktur (125)
urogenitale Verletzung (124)

V

Vasopressin (44)
Verbrennungen (105)
Verbrennungsbetten (110)
Verbrühung (105)
Vergiftungszentralen (85, 94)
Vitalparameter (148)
Vitien, zyanotische (49)
Volumenmanagement (150)

W

Wärmeverlust (22)
Weichteilschaden (125, 126)
Wirbelsäulenverletzung (118, 121, 122)

Z

Zentrum für Brandverletzte (109)
zerebraler Krampfanfall (81, 160)
Zwerchfellhernie (27)
Zyanose (19, 22, 49)